PU-ERH-TEE

Anne Greveling

PU-ERH-TEE

DAS NEUE SCHLANKHEITSMITTEL

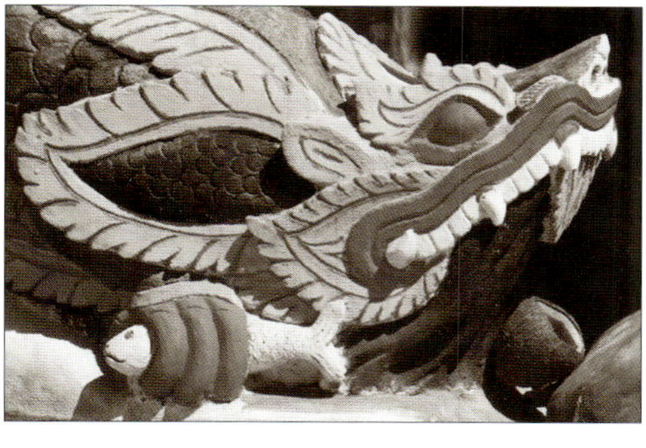

Urania

Die Deutsche Bibliothek – CIP-Einheitsaufnahme
Greveling, Anne:
Pu-Erh-Tee : das neue Schlankheitsmittel / Anne Greveling - Berlin : Urania, 1999
ISBN 3-332-01069-7

Umschlaggestaltung: Behrend & Buchholz, Hamburg
Titelbild: The Stock Market/Jim Flynn
Fotos: Adobe Image Library (1), Digital Vision (2), MEV (1), PhotoDisc (3), Rabenhorst, Unkel (1), WZ Media, Stuttgart (18)
Grafiken und DTP: Dr. Katrin Beyer
Redaktion: Karolina Stuhec-Meglic
Eine Buchproduktion von MediText, Stuttgart

Druck: Druckerei in Altenburg
Printed in Germany
Gedruckt auf alterungsbeständigem Papier und chlorfrei gebleichtem Zellstoff.

ISBN 3-332-01069-7

Die Autorin:
Anne Greveling ist Medizinjournalistin und Verfasserin zahlreicher Sachbücher.

INHALT

DER GESUNDE SCHLANKMACHER

Seit einiger Zeit ist er als „Fettkiller“ in aller Munde – und das nicht ohne Grund: Viele Menschen, bei denen keine Diät half, haben mit Pu-Erh-Tee dauerhaft und ohne Mühe abgenommen – denn mit diesem Tee kann man sein Gewicht reduzieren, ohne fasten oder eine aufwendige, entbehrungsreiche Diät einhalten zu müssen. Bis zu 18,3 Kilo verloren fettleibige Menschen bei einer Behandlung mit Pu-Erh-Tee in einer in China durchgeführten Studie.

Dieser Tee hat aber auch zahlreiche andere gesundheitsfördernde Wirkungen. So regt er beispielsweise den Leberstoffwechsel an und fördert damit die Entgiftung und Entschlackung unseres Organismus, vor allem nach zu intensivem Alkoholkonsum. Er senkt die Blutfettwerte und ist daher die ideale Prophylaxe

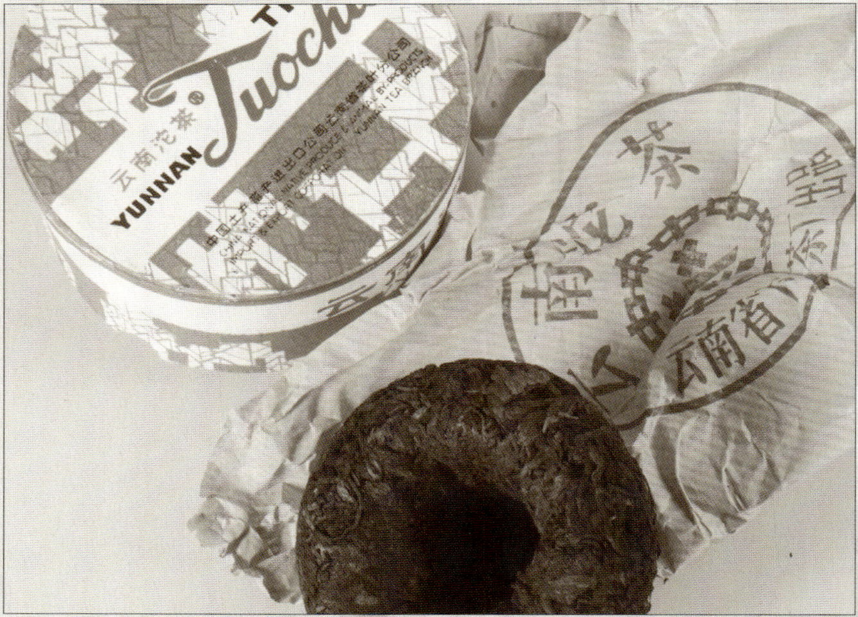

Pu-Erh-Tee in gepresster Form

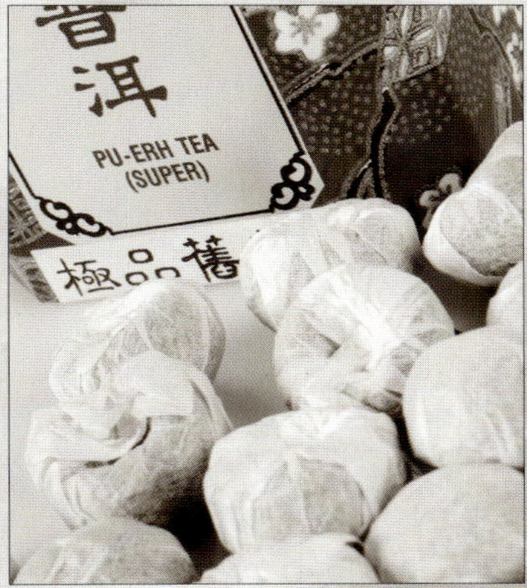

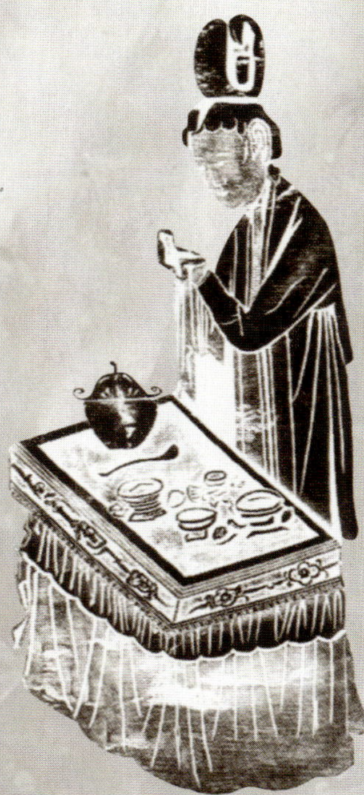

Tee hat in China eine jahrtausendealte Tradition (Abb. rechts). Pu-Erh-Tee gibt es auch in kleinen Kugeln (Abb. links).

gegen Herzinfarkt und Schlaganfall, vor allem bei Menschen, die einen zu hohen Cholesterinspiegel haben. Er regt außerdem die Verdauung an und beugt Darminfektionen vor.

Pu-Erh-Tee wird mithilfe eines ganz besonderen Fermentationsverfahrens hergestellt, das bei uns im Westen bis heute noch nicht in allen Details bekannt ist. Dadurch bleiben alle wertvollen Inhaltsstoffe der grünen Teeblätter – die beim Schwarztee zum großen Teil verloren gehen – erhalten. Je länger der Tee reift, umso gesünder ist er.

In diesem Buch erfahren Sie alles über die vielfältigen gesundheitsfördernden Wirkungen des Pu-Erh-Tees, über seine Herstellung und Zubereitung. Und wir verraten Ihnen auch, worauf Sie beim Einkauf achten müssen, um garantiert Tee guter Qualität zu erhalten. Ein kleines Abnehm-Programm rundet dieses Buch ab: Zwar muss man nicht unbedingt eine bestimmte Diät einhalten, um mit Pu-Erh-Tee abnehmen zu können; aber es ist doch hilfreich, wenn man seine Ernährung ein wenig umstellt – am besten nach den altbewährten Regeln der chinesischen Ernährungslehre. Wir erklären Ihnen, wie das geht, und liefern Ihnen zahlreiche schmackhafte und gesunde Rezepte dazu.

Anne Greveling

In diesem Buch erfahren Sie auch, wie man nach der chinesischen Fünf-Elemente-Lehre abnehmen kann, und Sie erhalten zahlreiche Rezepte dazu.

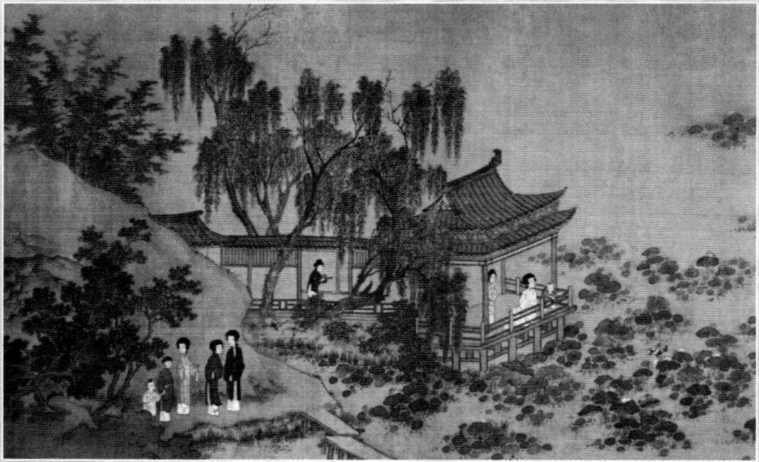

FIT UND GESUND DURCH DEN TEE DER KAISER

„Dieser Tee ist wie kein anderer ein wirksamer Feind unnützen und schädlichen Körperfetts. Er unterstützt das Yin und das Yang und schafft so, wenn der Mensch ihn regelmäßig trinkt, ein langes, gesundes Leben", schrieb schon Zhao Xuemin (1719–1821), ein berühmter Arzt der Qing-Dynastie. Der Mann wurde immerhin 102 Jahre alt – nicht zuletzt wahrscheinlich deswegen, weil er zeit seines Lebens jeden Tag Pu-Erh-Tee trank! In China, dem Land der Tees, gilt dieser rote, nach einem speziellen Verfahren fermentierte Tee schon seit Jahrhunderten nicht nur als Delikatesse, sondern auch als Gesundheitstee, den man ganz gezielt zur Vorbeugung und Heilung bestimmter Krankheiten trinkt. Er trägt dort sogar das offizielle Prädikat „China Native Products Thesaurus" („Schatz der chinesischen Nation"). Außerdem ist er unter der Bezeichnung „Tee der Kaiser" bekannt, denn früher durften nur Kaiser die gesundheitlich wertvollste, teuerste und köstlichste Sorte dieses Tees (den es in verschiedenen Qualitätsabstufungen gibt) trinken. Die drei wichtigsten Wirkungen dieses Tees auf die Gesundheit sind:

- Senkung des Cholesterinspiegels
- Anregung des Leberstoffwechsels (Alkohol wird schneller abgebaut)
- Bekämpfung ernährungsbedingten Übergewichts.

Das heißt, dieser Tee kann den drei Grundübeln unserer westlichen Zivilisation vorbeugen oder entgegenwirken! Denn zu den häufigsten gesundheitlichen Problemen unserer modernen Wohlstandsgesellschaft gehören Herz-Kreislauf-Erkrankungen (vor allem bedingt durch Rauchen, Bluthochdruck, zu hohe Cholesterinwerte usw.), Übergewicht und Leberschäden infolge zu reichlichen Alkoholkonsums.

Durch regelmäßiges Trinken von Pu-Erh-Tee können wir wichtigen Zivilisationskrankheiten wie Herzinfarkt und Übergewicht vorbeugen.

Herz-Kreislauf-Erkrankungen wirksam vorbeugen

Menschen mit einem zu hohen Cholesterinspiegel haben ein erhöhtes Risiko, einen Herzinfarkt oder Schlaganfall zu erleiden.

Wie kommt es zum Herzinfarkt oder Schlaganfall?

Risikofaktoren für die Entstehung von Herz-Kreislauf-Erkrankungen sind ein zu hoher Cholesterinspiegel, Bluthochdruck, Rauchen und Übergewicht.

Cholesterin ist ein Fett, das wir mit der Nahrung aufnehmen, zum Teil aber auch selbst in der Leber bilden. Ein zu hoher Cholesterinspiegel im Blut ist gefährlich, denn er führt früher oder später zur Arteriosklerose (volkstümlich auch nicht ganz zutreffend als Arterienverkalkung bezeichnet): Das Cholesterin lagert sich zusammen mit Kalk und Bindegewebe an den Innenwänden der Arterien ab, die dadurch nach und nach immer enger werden. Die Sauerstoffversorgung in dem betroffenen Körperbereich ist gestört – was besonders fatale Folgen hat, wenn es sich um Blutgefäße handelt, die den Herzmuskel oder das Gehirn versorgen.

Wenn diese Ablagerungen immer weiter fortschreiten, bilden sich an den Arterieninnenwänden Verdickungen, die man als Plaques bezeichnet. Dadurch werden die Innenräume der Arterien noch mehr verengt; außerdem besteht die Gefahr, dass sich ein Blutgerinnsel bildet. Die Plaques an den Arterieninnenwänden reißen sehr leicht ein, und wenn das geschieht, lagern sich Blutplättchen an dieser „Verletzung" ab, verklumpen

So entsteht ein Herzinfarkt oder Schlaganfall: An den Innenwänden einer Arterie (1) bilden sich arteriosklerotische Plaques (2, 3). Ein Blutgerinnsel kann die Arterie dann völlig verstopfen (4).

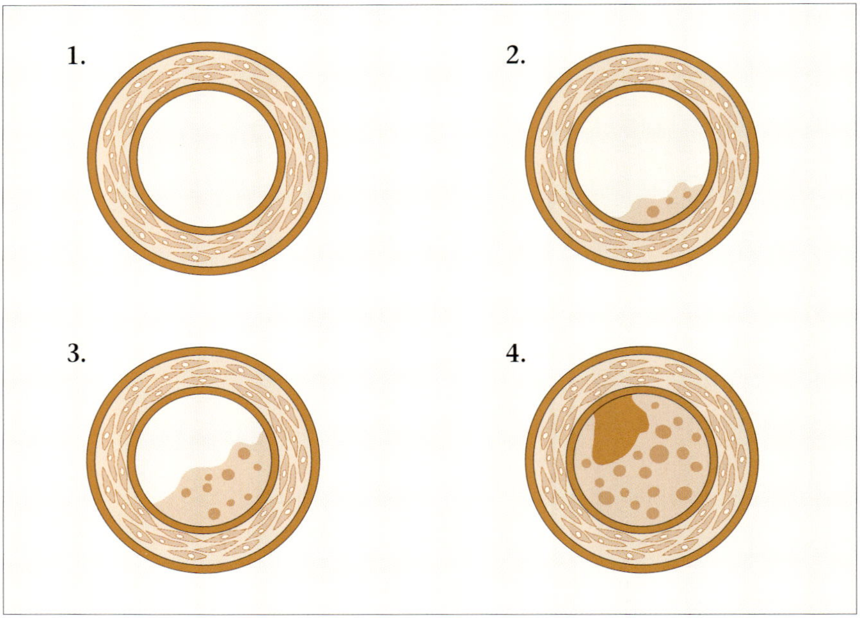

miteinander und verstopfen die Arterie völlig. Der Körperbereich, der von dieser Arterie versorgt wurde, wird von der Sauerstoffzufuhr abgeschnitten. Geschieht dies im Bereich der Herzkranzgefäße, so spricht man von einem Herzinfarkt; wird eines der gehirnversorgenden Blutgefäße verstopft, so kommt es zum Schlaganfall.

Wann ist der Cholesterinspiegel zu hoch?

Ob Sie zu hohe Cholesterinwerte haben, hängt nicht nur von der Höhe Ihres Cholesterinspiegels, sondern auch von der Zusammensetzung der Cholesterine ab. Man unterscheidet nämlich zwischen dem „bösen" LDL-Cholesterin, das das Arterioskleroserisiko erhöht, und dem „guten" HDL-Cholesterin, das vor Herzinfarkt und Schlaganfall schützt.

Deshalb wird bei ärztlichen Untersuchungen nicht nur der Gesamtcholesterinspiegel gemessen, sondern auch die Zusammensetzung, das heißt der Anteil an HDL- und LDL-Cholesterinen.

Als günstig gilt dabei ein Gesamtcholesterinspiegel von unter 200 mg/dl; 200–250 mg/dl liegen noch im Grenzbereich, während ein Gesamtcholesterinspiegel von mehr als 250 mg/dl als ungünstig anzusehen ist. Die „schlechten" LDL-Cholesterinwerte sollten unter 135 mg/dl liegen; ein LDL-Cholesterinanteil von 135–175 mg/dl gilt als grenzwertig, ein Anteil von über 175 mg/dl als ungünstig – er erhöht das Herzinfarkt- und Schlaganfallrisiko.

Je höher dagegen der Anteil der HDL-Cholesterine im Blut ist, umso besser ist es für Ihre Gesundheit: Über

Was Sie sonst noch gegen zu hohe Cholesterinwerte tun können

- *Möglichst wenig tierische Fette, mehr pflanzliche Fette zu sich nehmen.*
- *Machen Sie Gemüse, Getreide und Salat zur Hauptspeise, Fleisch und Wurst zur „Nebensache"!*
- *Bevorzugen Sie bei tierischen Nahrungsmitteln fettarme Produkte.*
- *Vorsicht: Eier, Innereien, Krusten- und Schalentiere sind „Cholesterinbomben"!*
- *Verwenden Sie in der Küche möglichst oft Olivenöl. Es senkt die LDL-Cholesterinwerte.*

Probieren Sie Pu-Erh-Tee einmal nach einer sehr reichhaltigen, fettreichen Mahlzeit aus. Sie werden über die Wirkung erstaunt sein: Völlegefühl und Müdigkeit bleiben aus.

45 mg/dl sind günstig, 35–45 mg/dl grenzwertig und unter 35 mg/dl ungünstig.

Pu-Erh-Tee senkt die Blutfettwerte

In den Siebzigerjahren berichteten Ärzte in Kunming, der Hauptstadt der Provinz Yunnan, von klinischen Versuchen, bei denen sich durch das Trinken von Pu-Erh-Tee überhöhte Cholesterinwerte deutlich senken ließen.

Experimente, die am St.-Antoine-Hospital in Paris durchgeführt wurden, erbrachten ähnlich viel versprechende Resultate: Bei 20 Patienten mit erhöhten Blutfettwerten, die einen Monat lang täglich drei Tassen Pu-Erh-Tee tranken, sanken die Blutfette immerhin um 13 %, während sie sich in der Kontrollgruppe, die andere Tees trank, überhaupt nicht veränderten! Der Tee wirkte – so berichten die Wissenschaftler – mindestens ebenso gut wie Clofibrat, ein Medikament, das zu hohe Blutfettwerte senkt – und das völlig ohne unerwünschte Nebenwirkungen!

Pu-Erh-Tee beschleunigt auch den Abbau von Alkohol in der Leber und ist somit eine wirksame „Anti-Kater-Medizin".

Die Chinesen trinken Pu-Erh-Tee deshalb schon immer nach besonders fettreichen Mahlzeiten, um die unangenehmen und gesundheitsschädlichen Folgen solcher Speisen zu reduzieren – mit großem Erfolg: Die Müdigkeit und das lästige Völlegefühl, das sich sonst nach reichhaltigen Mahlzeiten oft einstellt, bleibt aus; die Verdauung wird auf sanfte, natürliche Weise gefördert.

Balsam für die Leber

Natürlich waren es die lebensfrohen, dem Rotwein zugetanen Franzosen, die entdeckten, dass sich durch den Genuss von Pu-Erh-Tee nicht nur Fett, sondern auch Alkohol im Blut schneller abbauen lässt. Französische Ärzte, die es sich zur Gewohnheit gemacht hatten, morgens bei ihrer Besprechung in der Klinik immer Pu-Erh-Tee zu trinken, machten eines Tages nach einer feuchtfröhlichen Feier eine erstaunliche Entdeckung: Nach einigen Tassen Pu-Erh-Tee war der morgendliche Alkoholkater wie weggeblasen!

Genuss ohne Reue

Die Ärzte nahmen sich vor, der Sache auf den Grund zu gehen. Bei der nächsten Feier, bei der reichlich Alkohol konsumiert wurde, tranken acht ihrer Kollegen gegen zehn Uhr abends je drei Tassen Pu-Erh-Tee; anschließend maßen alle ihre Blutalkoholwerte. In der Pu-Erh-Tee-Gruppe war der Alkoholspiegel im Blut um

Mitternacht doppelt so weit gesunken wie bei den anderen Ärzten, obwohl alle gleich viel Alkohol getrunken hatten!

Daraus schlossen die Ärzte, dass Pu-Erh-Tee den Abbau von Alkohol in der Leber beschleunigen kann. Tatsächlich kann man durch den Genuss dieses Tees den lästigen Alkoholkater am „Morgen danach" bekämpfen oder ihm – wenn man den Tee noch am gleichen Abend trinkt – unter Umständen sogar wirkungsvoll vorbeugen.

Das heißt natürlich nicht, dass man bei hochprozentigen Getränken nun bedenkenlos „zuschlagen" kann; denn trotz Pu-Erh-Tee ist regelmäßiger, hoher Alkoholkonsum für die Leber auf die Dauer immer schädlich. Aber wenn man bei einer Feier doch einmal ein Gläschen zu viel getrunken hat, kann man die lästigen Beschwerden am nächsten Tag mit Pu-Erh-Tee lindern.

Diese erstaunliche Wirkung des Pu-Erh-Tees ist darauf zurückzuführen, dass er den Leberstoffwechsel anregt. Da die Leber eines unserer wichtigsten Entgiftungsorgane ist, wirkt Pu-Erh-Tee darüber hinaus ganz allgemein entschlackend und entgiftend auf den gesamten Organismus – nicht nur, wenn wir Alkohol getrunken haben.

Wirksame Vorbeugung gegen Infektionen

Pu-Erh-Tee hat auch eine bakteriostatische (Wachstum und Vermehrung von Bakterien hemmende) Wirkung: Mit einem stark konzentrierten Aufguss des Tees (100 g Teeblätter auf 0,7 l Wasser) ließen sich bei Versuchen am Medical Institute in Kunming sogar Bakterien der Gattung Shigella – die Erreger der Ruhr – abtöten. Die Chinesen gehen davon aus, dass man auch andere Infektionen im Bereich des Verdauungstrakts – beispielsweise Durchfall – mit Pu-Erh-Tee heilen oder ihnen zumindest vorbeugen kann.

Trinken Sie einfach einmal den Tee, wenn Sie das nächste Mal Durchfall haben – vielleicht wird er auch Ihnen helfen. Oder nehmen Sie ihn mit auf Reisen in südliche oder tropische Länder mit zweifelhaften Hygieneverhältnissen – als wirksame und außerdem auch noch wohlschmeckende Vorbeugung gegen „Montezumas Rache".

Dieser Tee mit seinen erstaunlich vielfältigen gesundheitsfördernden Wirkungen beugt nicht nur lästigen Darminfektionen vor, sondern fördert auch noch die Verdauung, indem er die Sekretion sämtlicher Verdauungsdrüsen anregt.

Früher sprach man beim Tee nicht von Koffein, sondern von Tein. Das ist heute nicht mehr üblich, da beide Substanzen in ihrer chemischen Zusammensetzung identisch sind.

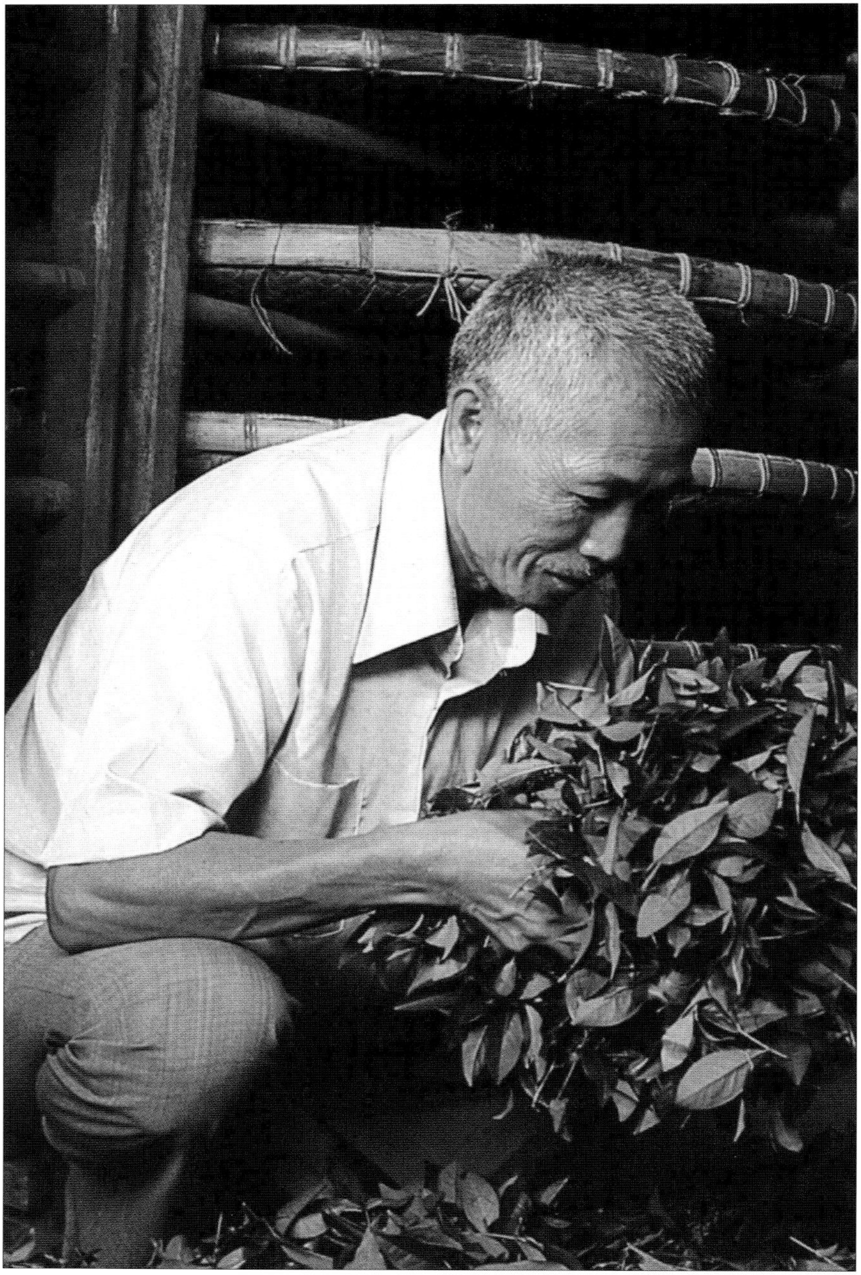

Grüner Tee wird an der Luft getrocknet.

Den Tee kann man auch abends trinken

Ein weiterer unschätzbarer Vorteil dieses Gesundheitselixiers besteht darin, dass man Pu-Erh-Tee auch spätnachmittags und abends noch trinken kann, ohne Einschlafprobleme befürchten zu müssen. Dieser Tee ist nämlich bei weitem nicht so ein „Muntermacher“ wie Schwarz- oder Grüntee oder gar Kaffee: Er hat nur eine leicht anregende Wirkung.

Woran das liegt, darüber ist man sich noch nicht hundertprozentig im Klaren: Vielleicht enthält er weniger Koffein oder aber der spezielle Fermentationsprozess, dem der Pu-Erh-Tee bei der Herstellung unterzogen wird, vermindert die Wirkung des Koffeins.

Er enthält auch wenig Gerbsäure – eine gute Nachricht für Menschen mit empfindlichem Magen, die Schwarztee nicht vertragen. Selbst wenn man Pu-Erh-Tee lange ziehen lässt, ist er immer noch gut verträglich.

Der Tee aus dem Land des ewigen Frühlings

Wo stammt dieses herrliche Getränk, das auch bei uns vor allem wegen seiner segensreichen Wirkung als „Fettkiller“ immer beliebter wird, denn nun eigentlich her?

Der Tee ist nach der Präfektur Pu-Erh im Süden der chinesischen Provinz Yunnan benannt, die wegen ihres paradiesischen Klimas auch als die Region des ewigen Frühlings bezeichnet wird. Zwar umfasst Yunnan, die achtgrößte Provinz Chinas, viele verschiedene Klimazonen – von tropischen Regionen bis hin zum Hochgebirge. Doch der Teebaum, der den legendären roten Gesundheitsdrink hervorbringt, wächst hauptsächlich in Gebirgslandschaften mit mildem Klima, wo es zwar viele Niederschläge, aber keinen Frost gibt.

Es handelt sich dabei um eine andere Teegewächsart als diejenige, von der die herkömmlichen schwarzen und grünen Tees stammen: Gewöhnlicher grüner und schwarzer Tee wird aus den Blättern des Teestrauchs *Camellia sinensis* hergestellt. Der Vater des Pu-Erh-Tees ist ein großer Teebaum mit ebenso großen Blättern: *Camellia assamica*, von den Chinesen auch Qingmao-Teebaum genannt.

Das Fermentationsverfahren: nach wie vor ein Geheimnis

Auch das Herstellungsverfahren unterscheidet sich grundlegend von dem grüner und schwarzer Tees:

Sogar schlechte Laune und leichte Depressionen sollen sich durch Pu-Erh-Tee vertreiben lassen.

Yunnan – die Heimat des Pu-Erh-Tees – ist die achtgrößte chinesische Provinz und um etwa 10 % größer als Deutschland!

Schwarztee

Bei der Herstellung von Schwarztee breitet man die Teeblätter nach der Ernte erst einmal an der Sonne aus und lässt sie welken. Dieses Sonnenwelken aktiviert bestimmte Fermente in den Teeblättern, die einen Fermentations- oder Oxidationsprozess in Gang setzen. Danach werden die Blätter zerkleinert (gerollt oder zerhackt) und man lässt sie so lange weiterfermentieren, bis der gewünschte Fermentationsgrad erreicht ist. Erst dann stoppt man den Oxidationsprozess, indem man die Blätter erhitzt. Nun brauchen sie nur noch getrocknet zu werden – und fertig ist der bei uns lange Zeit so gern getrunkene Schwarztee, der erst jetzt allmählich durch Grüntee, Oolong und Pu-Erh-Tee „Konkurrenz“ bekommt.

Die wichtigsten Teearten im Überblick

- ***Grüner Tee:*** *nicht fermentiert; grüner oder gelbgrüner Aufguss; enthält noch alle wertvollen Inhaltsstoffe der grünen Teeblätter; Aufgusstemperatur: 70–75 °C*
- ***Oolong:*** *halb fermentiert; gelbgrüner bis rötlicher oder bräunlicher Aufguss (je nach Fermentationsgrad); ähnlich hoher Gesundheitswert wie beim Grüntee; Aufgusstemperatur: 80–95 °C*
- ***Schwarztee:*** *voll fermentiert; Gesundheitswert viel geringer als bei Grüntee oder Oolong, da die meisten wertvollen Inhaltsstoffe verloren gegangen sind; dunkelbrauner Aufguss; Aufgusstemperatur: 90–100 °C*
- ***Pu-Erh-Tee:*** *nach einem speziellen Verfahren fermentiert; Gesundheitswert sehr hoch; rötlicher Aufguss; Aufgusstemperatur: 80–100 °C*

Grüntee

Dass der Schwarztee auf der Beliebtheitsskala seit einiger Zeit vom Grüntee eingeholt oder sogar überrundet wird, hat seinen Grund: Durch den Oxidationsprozess wird nämlich nicht nur das ungeheuer feine, delikate Aroma der grünen Teeblätter zerstört, sondern auch viele wertvolle Inhaltsstoffe (Vitamine, Mineralien und sonstige Biostoffe) gehen dabei verloren. So enthält grüner Tee zum Beispiel viel mehr B-Vitamine und Karotin als Schwarztee, und was den Vitamin-C-Gehalt anbelangt, ist er geradezu unschlagbar: Manche Grüntee-Arten enthalten sogar mehr Vitamin C als Zitronen.

Einer der wichtigsten Inhaltsstoffe grüner Teeblätter – der Gerbstoff Epigallo-Catechin, der unter anderem für die Krebs vorbeugende und vor Herzinfarkt schützende Wirkung verantwortlich ist – geht bei der Schwarzteeherstellung völlig verloren.

Bei der Herstellung von grünem Tee wird der Fermentationsprozess sofort nach dem Pflücken unterbrochen, indem man die Blätter erhitzt. Chinesen und Japaner gehen dabei getrennte Wege: In China werden die frischen Teeblätter für kurze Zeit in Pfannen über Feuer geröstet, in Japan behandelt man sie mit Wasserdampf, um eine Fermentation zu verhindern. Das Ergebnis ist in beiden Fällen dasselbe: Der Aufguss ist nicht dunkelbraun wie beim schwarzen Tee, sondern hat eine frische grüne oder grünlich gelbe Farbe und ein sehr feines Aroma – ein echter Tee für Gourmets. Außerdem enthält grüner Tee viele wertvolle Inhaltsstoffe, die ihn zu einem ausgesprochen gesunden Getränk machen.

Oolong-Tee

Eine Zwischenstufe nehmen die Oolong-Tees ein – halb fermentierte Tees, die in Geschmack und Farbe des Aufgusses zwischen grünem und schwarzem Tee stehen. Der Fermentationsgrad ist unterschiedlich. Viele Teekenner schätzen das edle Aroma der Oolongs, die auch von ihrer gesundheitsfördernden Wirkung her ähnlich wertvoll sind wie grüner Tee.

Besonders lange gereifte Pu-Erh-Tees sind im Handel unter der Bezeichnung „old Pu-Erh" und „very old Pu-Erh" erhältlich. Eine solche Qualität hat natürlich auch ihren Preis.

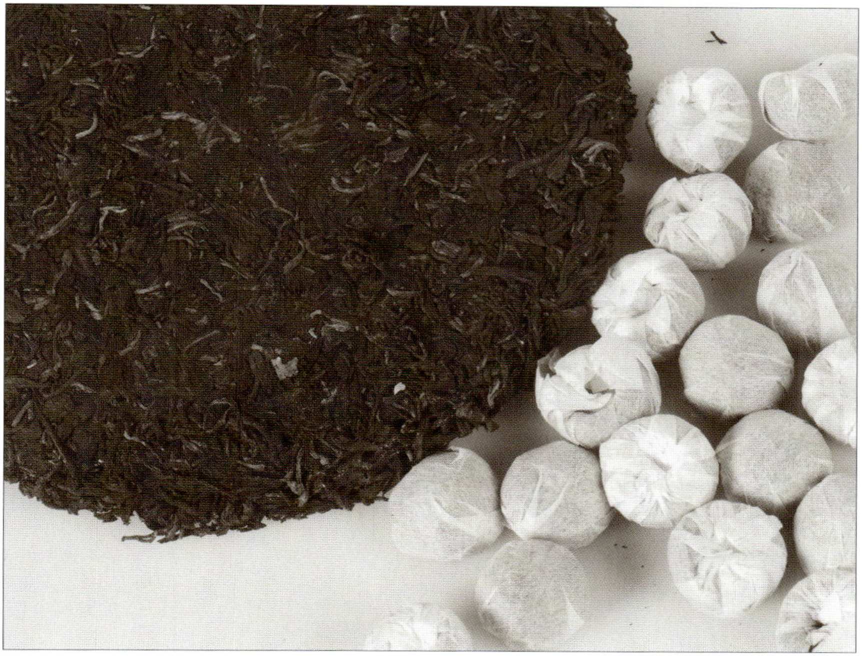

Pu-Erh-Tee in Form eines gepressten Kuchens (links im Bild), rechts als gepresste und in Papier gewickelte Kugeln.

Inzwischen gibt es auch schon Pu-Erh-Tee in Kombination mit Apfelessig: Die schlank machenden Wirkungen der beiden Getränke addieren sich.

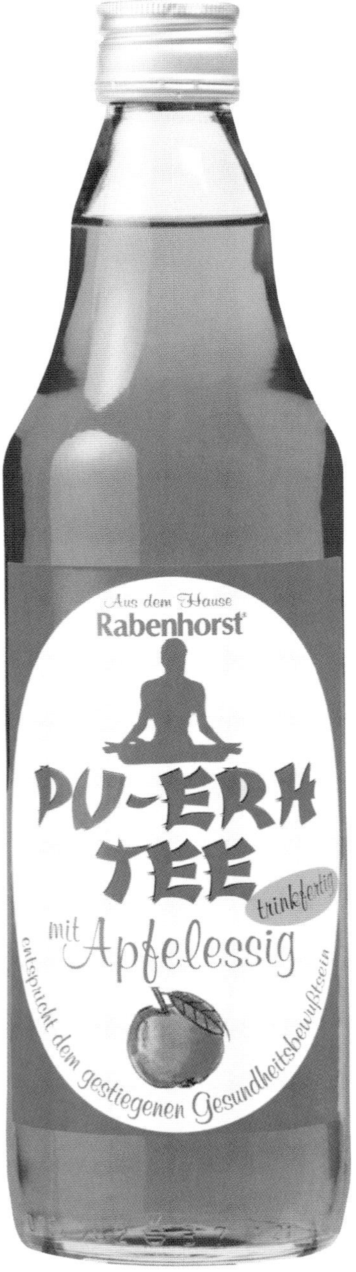

Pu-Erh-Tee

Beim Pu-Erh-Tee dagegen wird ein ganz spezielles Fermentationsverfahren angewandt, das schon viele Jahrhunderte alt und immer noch ein wenig geheimnisumwittert ist. Nur so viel weiß man inzwischen: Die frischen grünen Teeblätter werden zunächst einmal zu einer Art Kuchen gepresst und dann lässt man sie längere Zeit fermentieren. Dadurch erhält der Tee seine typische rötliche Farbe und den charakteristischen herben, erdigen Geschmack. Bestimmte Bakterienstämme wandeln während dieser Reifezeit den grünen Tee in Pu-Erh-Tee um. Je länger die Blätter fermentieren, umso dunkler wird die Farbe des Tees.

Ähnlich wie beim Wein gilt dabei – ganz im Gegensatz zu grünem und schwarzem Tee –: Je länger der Pu-Erh-Tee reift, umso besser wird er. Das gilt sowohl für sein Aroma als auch für seine gesundheitsfördernde Wirkung.

Bei dem traditionellen Fermentationsverfahren – das uns noch nicht in allen Details bekannt ist – bleiben im Gegensatz zur Schwarztee-Herstellung die wertvollen Inhaltsstoffe der grünen Teeblätter erhalten, sodass der Pu-Erh-Tee ähnlich wie grüner Tee und Oolong ein ausgesprochenes Gesundheitsgetränk ist, das man am besten täglich genießen sollte.

Pu-Erh: die pflegeleichte Delikatesse

Während man bei grünem Tee und Oolong auf eine spezielle Aufgusstemperatur achten muss, um wirklich Freude am Aroma dieses Tees zu haben, sind Schwarztee und Pu-Erh-Tee ausgesprochen pflegeleicht.

Das feine Aroma eines Grüntees oder Oolongs bedarf besonderer Voraussetzungen, um sich richtig entfalten zu können. Gießt man die Teeblätter mit kochend heißem Wasser auf, so schmeckt der Tee bitter wie eine unangenehme Medizin. Grünen Tee muss man mit einer Wassertemperatur von etwa 70 bis 75 °C aufgießen; Oolong verlangt – je nach Fermentationsgrad – eine Aufgusstemperatur von 80 bis 95 °C.

Die gewünschten Temperaturen erhält man, indem man das gekochte Wasser entweder eine Zeit lang stehen lässt oder ein- oder zweimal in ein anderes Gefäß umgießt. Mit der Zeit bekommt man schon ein Gespür dafür, sodass man sich nicht unbedingt ein Tee-Thermometer anschaffen muss.

Die voll fermentierten Blätter des Schwarztees sind nicht so empfindlich: Man kann sie auch mit einer Temperatur von 90 bis 95 °C oder sogar mit sprudelnd kochendem Wasser aufgießen, ohne dass das Aroma des Tees leidet.

Ähnliches gilt für den Pu-Erh-Tee: Er ist so unempfindlich, dass man bei ihm eigentlich kaum etwas falsch machen kann. Allgemein wird empfohlen, für einen Liter Tee drei bis fünf Teelöffel Teeblätter mit 80 bis 90 °C heißem Wasser aufzugießen und drei bis fünf Minuten ziehen zu lassen – am besten zugedeckt, damit die ätherischen Öle nicht entweichen. Man kann aber ebenso gut sprudelnd kochendes Wasser verwenden und den Tee ruhig auch ein bisschen länger ziehen lassen – keine Angst: Er wird dadurch nicht bitter oder weniger bekömmlich.

Grundsätzlich gilt: Je länger die Ziehdauer, desto geringer der Koffeingehalt. Das liegt daran, dass sich bei kurzer Ziehzeit (zwei bis drei Minuten) zwar das Koffein in dem heißen Teewasser löst, nicht aber die im Tee enthaltenen Gerbstoffe. Dieses nicht an Gerbstoffe gebundene Koffein wird vom Körper sehr rasch aufgenommen – mit entsprechend intensiver Muntermacher-Wirkung (die aber immer noch wesentlich milder ist als beim Kaffee).

Lässt man den Tee drei bis fünf Minuten oder noch länger ziehen, so lösen sich neben dem Koffein auch die Gerbstoffe in dem heißen Wasser.

Das Verfahren, nach dem Pu-Erh-Tee hergestellt wird, ist wahrscheinlich schon 2000 Jahre alt.

Der Koffeingehalt des Pu-Erh-Tees ist beim ersten Aufguss am höchsten.

Espresso-Fans lassen den Tee in einer Thermoskanne die ganze Nacht ziehen. Das Aroma erinnert dann tatsächlich ein wenig an Espresso – ein guter Trick, um seinen Kaffeekonsum einzuschränken!

Wenn Koffein an Gerbstoffe gebunden ist, nimmt der Blutkreislauf es langsamer auf – das heißt, die Wirkung ist milder, hält aber länger an. Das gilt übrigens nicht nur für Pu-Erh-Tee, sondern auch für grünen Tee und Oolong.

Der zweite und dritte Aufguss sind sogar noch wertvoller

Pu-Erh-Tee ist zwar nicht ganz billig, aber dafür ausgesprochen ergiebig: Dieselben Teeblätter können nach dem ersten Aufguss noch zwei- oder dreimal aufgegossen werden. Man sollte das sogar unbedingt tun, denn beim zweiten und dritten Aufguss setzen die Blätter noch mehr von ihren wertvollen Wirkstoffen frei.

Am besten, man trinkt die erste Tasse Pu-Erh-Tee schon zum Frühstück und verzichtet dafür auf Bohnenkaffee. Wer möchte, kann natürlich auch Milch hinzufügen und den Tee süßen – obwohl die Chinesen ihren Tee grundsätzlich nur ungesüßt trinken, weil so das Aroma am besten zur Geltung kommt.

Zucker sollte man allerdings nicht zum Süßen verwenden, da dieser den gesundheitsfördernden und schlank machenden Effekt des Pu-Erh-Tees teilweise zunichte machen würde. Wer abnehmen möchte, sollte von raffiniertem Zucker grundsätzlich die Finger lassen – denn das sind nur „leere Kalorien“ ohne wertvolle Inhaltsstoffe. Süßstoff oder natürliche Süßungsmittel wie Honig, Ahornsirup oder Agavendicksaft sind da schon wesentlich geeigneter; und sie harmonieren auch besser mit dem feinen, leicht erdigen Aroma dieses Tees.

Woran erkennt man Pu-Erh-Tee guter Qualität?

Pu-Erh-Tee ist in Apotheken, Drogerien, Reformhäusern, Teefachgeschäften und den im Anhang genannten Versänden erhältlich; auch über das Internet kann man ihn bei Versandhändlern inzwischen schon bestellen. Es empfiehlt sich allerdings, auf Qualität zu achten. Es gibt den Tee in zehn Qualitätsstufen – die Stufe 1 ist die beste und somit natürlich auch die teuerste. Sie ist aber dafür auch besonders ergiebig: Man kann sie bis zu viermal aufgießen.

Normalerweise kosten 100 g Pu-Erh-Tee je nach Qualitätsstufe zwischen 10 und 20 DM. Von billigeren Tees sollte man lieber die Finger lassen, denn die Gefahr ist zu groß, dass es sich dabei um qualitativ minderwertige Ware handelt. Die billigen Tees wurden meist nur kurz gelagert – aber die gesundheitsfördernde Wirkung und das Aroma von Pu-Erh-Tee verbessern sich nun einmal mit längerer Reifezeit und die hat natürlich ihren Preis.

Hinzu kommt, dass es sich bei diesen Billigprodukten häufig nicht um Teeblätter, sondern um Tee in Pulverform handelt – ein minderwertiges Abfallprodukt, das bei der Teeherstellung anfällt. Am empfehlenswertesten ist grob geschnittener Pu-Erh.

Von Billigware sollte man lieber Abstand nehmen.

Wie lagert man Pu-Erh?

Für alle Tees gilt, dass man sie in einer gut schließenden Teedose (am besten aus Holz oder Blech) kühl und trocken aufbewahren sollte – jedoch nicht im Kühlschrank, denn dort ist es zu feucht. Außerdem besteht die Gefahr, dass die Teeblätter mit der Zeit das Aroma anderer im Kühlschrank gelagerter Lebensmittel annehmen könnten.

Aus dem gleichen Grund sollte man Pu-Erh-Tee auch auf keinen Fall in der Nähe von Gewürzen mit intensivem Duft lagern.

Unter optimalen Bedingungen kann dieser pflegeleichte, unempfindliche Tee ohne weiteres anderthalb Jahre lang gelagert werden, ohne Qualitätseinbußen zu erleiden.

Wichtig ist auch die richtige Behandlung des Geschirrs: Teegeschirr sollte nie mit Spülmittel gewaschen, sondern immer nur mit heißem Wasser ausgespült werden. Allzu leicht kann es sonst passieren, dass sich – vor allem bei Kannen und Tassen aus Steingut – der Geschmack des Spülmittels in dem Teegeschirr festsetzt und das empfindliche Tee-Aroma verfälscht. Und trinken Sie den Tee nicht aus zu großen Tassen! Je intensiver er mit der Luft in Berührung kommt, umso mehr leiden Qualität und Aroma.

Andere chinesische Tees mit heilender Wirkung

Grüner Tee

Im Gegensatz zu Schwarztee enthält der unfermentierte Grüntee noch alle wertvollen Wirkstoffe der Teeblätter: viele B-Vitamine, Vitamin E, Betakarotin und außerdem jede Menge Vitamin C, das auch bei der Teezubereitung mit heißem Wasser nicht verloren geht. Auch lebenswichtige Mineralien und Spurenelemente (Zink, Kalium, Magnesium und das Karies vorbeugende Fluor) sind im Grüntee enthalten.

Nach jeder Mahlzeit den Mund mit grünem Tee auszuspülen, ist eine gute Vorbeugung gegen Karies.

Sechs bis sieben Tassen grünen Tee am Tag zu trinken, ist die beste Gesundheitsvorsorge, die es gibt! Die Chinesen und Japaner machen eine richtige kleine Zeremonie aus diesem erlesenen Teegenuss.

Der Drei-Blumen-Trank enthält viele wichtige Mineralstoffe. Man trinkt ihn am besten morgens auf nüchternen Magen und abends vor dem Zubettgehen.

Ginsengtee

Der Tee aus der Ginsengwurzel stärkt das Immunsystem, verbessert die Gedächtnisleistung, wirkt ganz allgemein stärkend und lebensverlängernd und steigert das körperliche und seelische Wohlbefinden. Daher ist der regelmäßige Genuss von Ginsengtee oder die Einnahme von Ginsengpräparaten besonders älteren Menschen und Genesenden zu empfehlen. Ginsengtee ist in Apotheken erhältlich.

Tienchi-Danshen-Tee

Bei diesem Tee, der bei uns erst seit ein paar Jahren auf dem Markt ist, handelt es sich um eine Mischung aus zwei Ginseng-Arten, die den normalen Ginseng (siehe oben) in ihrer Wirkung noch übertreffen: Notoginseng und roter Ginseng. Der Tee senkt den Blutdruck, verflüssigt zu dickes Blut, fördert die Durchblutung (vor allem im Herzen und im Gehirn) und ist daher die ideale unterstützende Therapie bei Herz-Kreislauf-Erkrankungen. Noch besser ist es natürlich, ihn schon zur Vorbeugung regelmäßig zu trinken, wenn man ein erhöhtes Herzinfarkt- oder Schlaganfall-Risiko hat. Die Erfolge bei der Behandlung von Bluthochdruck, Angina pectoris und anderen Herz-Kreislauf-Erkrankungen sind durch klinische Studien belegt. Tienchi-Danshen-Tee hilft auch bei Blutarmut und erhöhten Leberwerten, steigert die Potenz und verlängert das Leben.

Ein Wundermittel gegen Raucherhusten und chronische Bronchitis: Jeden Tag ein paar Tassen Bing-Ling-Tee trinken! Er kann bis zu viermal aufgegossen werden.

Drei-Blumen-Trank

Dieser Tee aus den Blüten von Notoginseng, Yunnan-Geißblatt und einer Chrysanthemenart heilt nicht nur Entzündungen von Mund und Augen, sondern verbessert außerdem Blutzucker- und Blutfettwerte und fördert die Durchblutung. Vor allem für die Schönheit ist er ideal: Hautunreinheiten verschwinden, das Haar wird kräftiger und schöner.

Bing-Ling-Tee

Dieser Tee aus der Rinde des seltenen Dong-Ling-Cao-Baumes hilft vor allem gegen entzündliche Atemwegserkrankungen, beispielsweise Angina, Bronchitis, Nasennebenhöhlenentzündung, eitrige Mandelentzündung, Raucherhusten und Heiserkeit. Vor allem für Menschen, die immer gut „bei Stimme" sein müssen – zum Beispiel Redner, Sänger, Lehrer, Rundfunksprecher –, ist der Tee wichtig, denn er schont die Stimmbänder. Er hilft aber auch bei Magenschleimhautentzündung, fördert die Verdauung, entgiftet den Organismus und verzögert den Alterungsprozess. Seine Krebs vorbeugende Wirkung ist wissenschaftlich erwiesen. Er sollte nie mit kochendem, sondern immer nur mit etwa 80 °C heißem Wasser aufgegossen werden.

Acht-Schätze-Tee

Der chinesische Geheimtipp für ein glückliches Liebesleben. Die Teemischung aus acht verschiedenen Pflanzen hilft gegen sexuelle Unlust, Frigidität, Impotenz und vorzeitigen Samenerguss. Die Ausschüttung von Sexualhormonen wird angeregt. Der Tee ist sehr ergiebig, denn man kann ihn so oft aufgießen, wie man möchte. Die Teemischung darf nur zwischendurch nicht eintrocknen oder zu lange stehen gelassen werden – deshalb sollte man für den nächsten Tag einen neuen Teebeutel nehmen. Wichtig: Meiden Sie während Ihrer „Acht-Schätze-Teekur" Alkohol, Nikotin und fettreiche, schwere Mahlzeiten! Sie beeinträchtigen die Wirkung dieses Gesundheitstees.

Ling-Zhi-Tee

Der Tee aus dem legendären „Pilz der Unsterblichkeit", der nur in der chinesischen Provinz Yunnan vorkommt, wirkt – wie sein Beiname schon andeutet – lebensverlängernd. Er zögert den Alterungsprozess hinaus, entschlackt den gesamten Organismus, beugt Thrombosen, Alzheimer und Herz-Kreislauf-Erkrankungen vor, hilft gegen Asthma, chronische Bronchitis, Rheuma, Fettleber, Impotenz und Wechseljahrsbeschwerden. Sogar eine Wirkung gegen Krebs und Aids wird ihm zugeschrieben. Die Haut wird glatter und schöner; Muskelverspannungen, Müdigkeit und sexuelle Lustlosigkeit verschwinden; man fühlt sich rundum fitter und vitaler.

Beim Institut für chinesische Medizin (Adresse siehe Anhang) kann man außerdem eine ganze Reihe von Teemischungen bestellen:

- Tee mit Zimtbaumzweigen gegen Grippe
- Tee gegen Halsschmerzen
- Abnehmtee
- Tee gegen Regelschmerzen
- Tee zur Stärkung der Manneskraft
- Tee gegen Beschwerden in den Wechseljahren
- Tee gegen Magenschmerzen
- Tee bei Gallenbeschwerden
- Tee bei nervösen Funktionsstörungen
- Tee bei Verstopfung und Blähungen.

Bezugsquellen für die hier beschriebenen Tees: Siehe Adressen-Anhang.

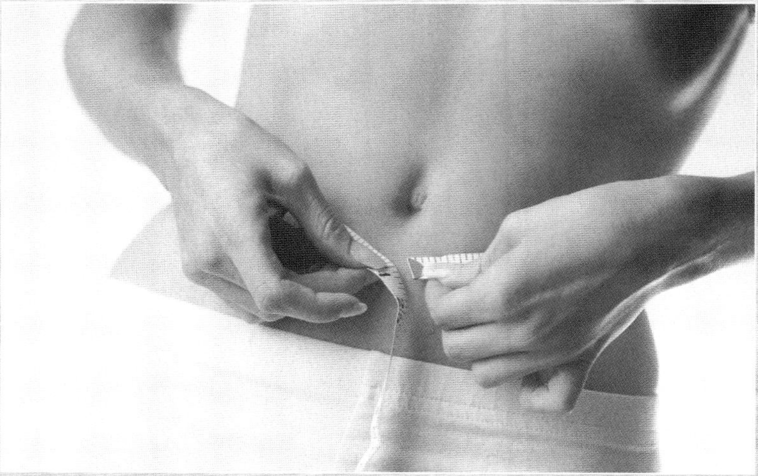

Abnehmen leicht gemacht

Dass man mit Pu-Erh-Tee sein Gewicht auf sanfte, natürliche Weise reduzieren kann – ohne Fastenkuren und ohne einseitige Crash-Diäten –, ist nicht nur eine Erfahrungstatsache, sondern mittlerweile sogar wissenschaftlich erwiesen: Untersuchungen am Medical Institute in Kunming haben gezeigt, dass sich mit diesem Tee eine Gewichtsreduktion von 3 bis 9 kg im Monat erzielen lässt.

Bis zu neun Kilo Gewichtsverlust pro Monat!

Das Gute daran: Wer am meisten Übergewicht hat, der nimmt auch am meisten ab! Bei der in Kunming durchgeführten Studie nahmen die Versuchspersonen, die an leichtem Übergewicht litten, bis zu 3 kg pro Monat ab; die Testpersonen mit mittlerem Übergewicht verloren monatlich bis zu 5,8 kg; „Schwergewichtler" schafften sogar bis zu 9 kg im Monat. Und was noch wichtiger ist: Die Patienten nahmen später nicht wieder zu, wie das normalerweise bei Diäten der Fall ist, sondern hielten ihr erreichtes Wunschgewicht.

Das heißt: Der Tee hat eine regulierende Wirkung auf das Körpergewicht. Deshalb braucht man auch keinen ungewollten Gewichtsverlust zu befürchten, wenn man Pu-Erh-Tee nicht zum Abnehmen, sondern wegen seiner anderen gesundheitsfördernden Wirkungen (Senkung der Blutfettwerte, Entgiftung usw.) trinkt. Nur wer es wirklich nötig hat, wird unter Einwirkung des Tees „abspecken"!

Eine Spezialität: der Tee der Kaiser

Die wertvollste Pu-Erh-Teesorte ist der Tee der Kaiser, den früher, wie der Name schon sagt, einzig und allein die Kaiser von China trinken durften. Allen anderen war der Genuss dieses besonderen Tees bei schwerster Strafe verboten. Erst als Mao Zedong 1949 die Macht in China übernahm, änderte sich das.

Dieser Tee, der auch heute nur in äußerst geringen Mengen produziert wird und von ganz speziellen, sehr al-

Die größte Gewichtsabnahme mit Pu-Erh-Tee ist bei Menschen zwischen 40 und 50 Jahren zu verzeichnen. Jüngere und ältere Personen nehmen weniger ab. Warum das so ist, weiß man noch nicht.

Auch bei uns kann man den „Tee der Kaiser" beziehen (Adressen siehe Anhang); aber er ist natürlich recht teuer (über 100 DM pro 100 g).

ten Exemplaren des Qingmao-Baums stammt, hat nicht nur ein besonders edles Aroma, sondern ist auch von seiner gesundheitsfördernden Wirkung her intensiver als die anderen Pu-Erh-Tees. Der Stoffwechsel wird stärker angeregt; deshalb kann man mit ihm natürlich auch am leichtesten und schnellsten „abspecken".

Einige an Fettleibigkeit leidende Patienten, die am Medical Institute in Kunming nur mit diesem Tee der Kaiser behandelt wurden, verloren innerhalb von vier Wochen immerhin bis zu 18,3 Kilo! Auch die entgiftende Wirkung ist beim Tee der Kaiser besonders stark.

Wer mit Pu-Erh-Tee abnehmen möchte, sollte täglich drei bis fünf Tassen (also etwa 0,3–0,5 l) trinken und den zweiten und dritten Aufguss nicht vergessen – er ist noch intensiver in der Wirkung!

Woher kommt die erstaunliche Wirkung?

Für diese Wirkung des Pu-Erh-Tees haben die westliche und die chinesische Medizin ganz unterschiedliche Erklärungen. Westliche Mediziner führen den Gewichtsverlust, den man mit Pu-Erh-Tee ganz nebenbei – ohne „Hungern" – erzielen kann, darauf zurück, dass dieser Tee den Leberstoffwechsel steigert. Dadurch läuft auch der Fettabbau schneller ab.

Die traditionelle chinesische Heilkunde hingegen hat einen ganz anderen Denkansatz als unsere westliche Medizin: Für die Chinesen kann ein Mensch nur dann gesund sein, wenn die Lebensenergie („Qi" oder „Chi" genannt) in seinem Körper harmonisch und ungestört fließen kann. Dieses Chi, das durch bestimmte Energiebahnen (so genannte Meridiane) strömt, darf an keiner Stelle blockiert oder behindert sein, sonst werden wir krank.

Verschiedene Faktoren – beispielsweise falsche Ernährung, eine ungesunde Lebensweise, aber auch psychischer Stress – können zu solchen Energieblockaden führen. Die Heil-

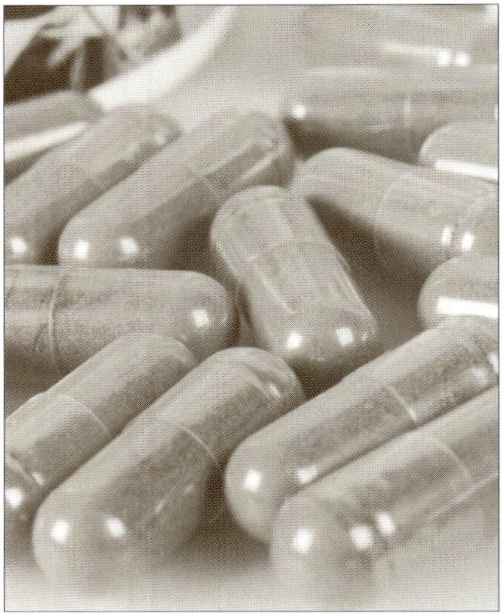

Pu-Erh-Tee gibt es auch in Kapseln. Zum Abnehmen schluckt man dreimal täglich vor den Mahlzeiten 1–2 Kapseln. Wichtig: Dazu viel trinken!

verfahren der traditionellen chinesischen Medizin (Akupunktur, Akupressur, Kräuterheilkunde usw.) zielen darauf ab, den Energiestrom in unserem Körper wieder harmonisch zum Fließen zu bringen.

Pu-Erh-Tee begünstigt diesen harmonischen Energiestrom. Darauf führen die Chinesen seine gesundheitsfördernde und gewichtsregulierende Wirkung zurück.

Gesundheit aus der Sicht der chinesischen Medizin

Für die Chinesen kann die Lebensenergie (Qi) nur dann harmonisch fließen, wenn die beiden polaren Kräfte Yin und Yang im Gleichgewicht sind. Ohne eine Kenntnis dieser Begriffe ist ein Verständnis der chinesischen Medizin und Denkweise nicht möglich. Daher möchten wir sie nun kurz erläutern.

Yin bedeutet, ins Deutsche übersetzt, „die schattige Seite des Hügels“; Yang ist „die sonnige Seite des Hügels“. Was verbirgt sich hinter diesen Symbolen? Yin und Yang ist ein Gegensatzpaar, das für die Chinesen unser ganzes Leben und das gesamte Universum durchdringt. Beiden werden bestimmte Qualitäten zugeordnet. So steht Yin beispielsweise für

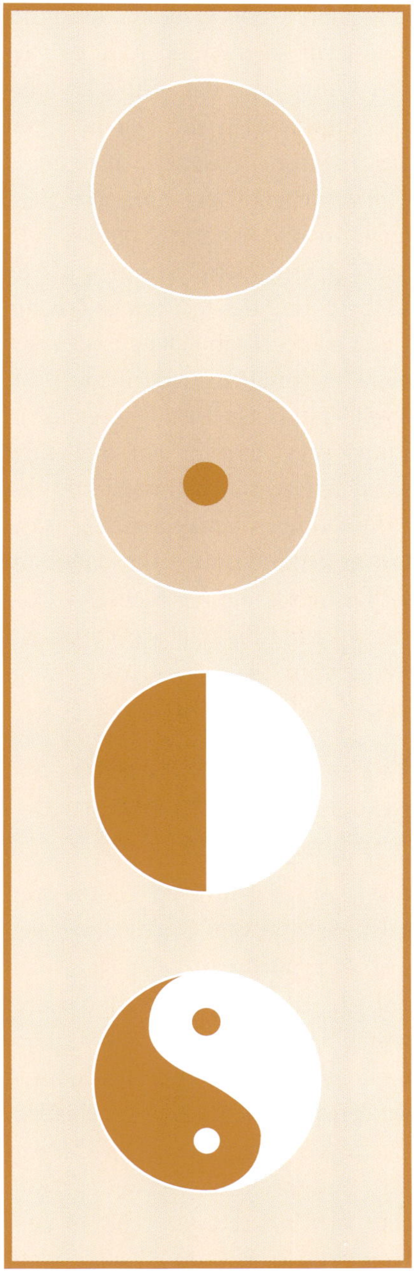

Yin (dunkel) und Yang (hell), untrennbar zu einem Kreis verschlungen. Die beiden kleinen Punkte symbolisieren, dass Yang stets auch Yin-Elemente enthält und umgekehrt.

Auch der Mensch unterliegt der Polarität von Yin und Yang. Wichtig ist, dass diese beiden Prinzipien sich in einem harmonischen Gleichgewicht befinden.

Kälte und Dunkelheit, für die Erde, die Nacht, den Mond, das Wasser, den Winter und das weibliche Prinzip. Ihm werden die Eigenschaften des Passiven, Weichen, Rezeptiven zugeschrieben. Yang hingegen steht für Licht und Wärme, Himmel, Sonne, Tag und Licht, Sommer, Härte, Aktivität und das männliche Prinzip. Diese beiden Kräfte stehen sich aber nicht als unüberbrückbare oder gar feindliche Gegensätze gegenüber, sondern es herrscht ein fließender Übergang zwischen ihnen: Yin und Yang bedingen sich gegenseitig. Beide Prinzipien sind notwendig, damit unser Kosmos – und der Mensch – existieren kann. Yin trägt stets auch ein wenig von seinem Gegenpol (Yang) in sich und umgekehrt.

Yin und Yang: harmonisches Zusammenspiel der Gegensätze

Alles, was in unserem Universum existiert, lässt sich einem dieser beiden Prinzipien – Yin oder Yang – zuordnen, auch der Mensch mitsamt seinen Organen und Körperfunktionen. Blut und Körperflüssigkeiten werden in der chinesischen Medizin Yin zugeordnet; Energie, Körperwärme, Abwehr- und Verdauungskraft, aber auch unser Geist gehören dem Yang-Prinzip an.

Die Krankheitsvorbeugung spielt in der chinesischen Medizin eine wichtigere Rolle als bei uns. Dazu werden unter anderem Heilkräuter und Tees eingesetzt.

Nicht nur im Universum, auch im Menschen müssen diese beiden Prinzipien in einem ausgewogenen Verhältnis zueinander stehen. Wir brauchen sowohl Yin- als auch Yang-Kräfte, um gesund zu bleiben und uns wohl zu fühlen. Überwiegt eines der beiden Prinzipien – trägt ein Mensch entweder zu viel Yin oder zu viel Yang in sich –, so entsteht ein Ungleichgewicht, das zu eingeschränktem Wohlbefinden und früher oder später auch zum Ausbruch von Krankheiten führt.

Vorbeugen ist besser als Heilen

Durch eine gesunde, ausgewogene Lebensweise kann man der Entstehung eines solchen gefährlichen Ungleichgewichts vorbeugen. Eine wichtige Rolle spielt dabei der Pu-Erh-Tee: Regelmäßig getrunken, sorgt er dafür, dass Yin und Yang sich in unserem Körper in harmonischem Gleichgewicht befinden.

Auch die Ernährung nimmt in der traditionellen chinesischen Medizin (TCM) einen sehr wichtigen Stellenwert ein. Die chinesische Ernährungslehre geht allerdings von ganz anderen Ideen und Voraussetzungen aus, als es die Mediziner und Ernährungswissenschaftler bei uns im Westen tun.

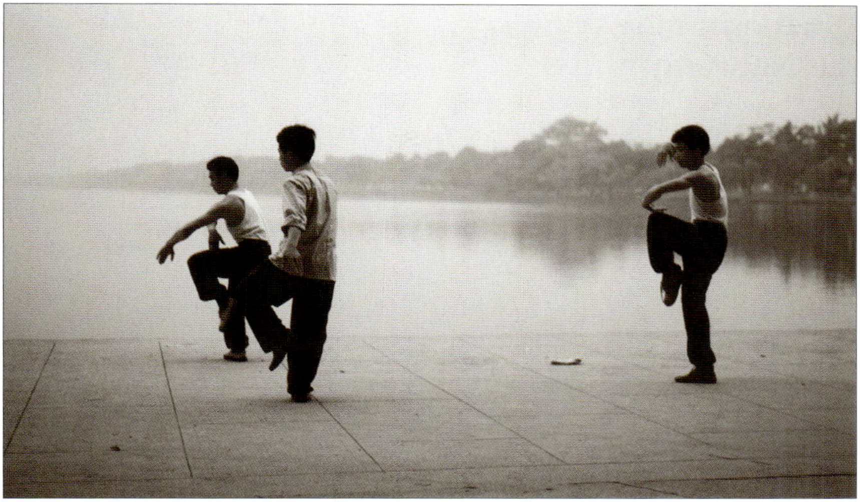

Ausgewogene Ernährung und Gesundheitsübungen wie Tai-Chi tragen dazu bei, Krankheiten vorzubeugen.

Auch zum Thema „Abnehmen" haben die Chinesen grundlegend andere Vorstellungen als wir. Und der Erfolg scheint ihnen Recht zu geben: Denn obwohl man in China gut zu essen und auch zu genießen versteht, gibt es dort bei weitem nicht so viele übergewichtige oder gar fettleibige Menschen wie bei uns. Und auch viele teilweise ernährungsbedingte Zivilisationskrankheiten wie Herzinfarkt, Schlaganfall und Krebs kommen dort seltener vor.

Die chinesische Ernährungslehre

Die Chinesen beurteilen Nahrungsmittel nicht nach ihrem Gehalt an Nährstoffen, Vitaminen, Mineralien und Spurenelementen, sondern teilen sie nach ganz bestimmten Wirkungen auf den menschlichen Organismus ein. Diese Ernährungslehre ist schon viele Jahrhunderte alt. Es handelt sich um ein Wissen, das im Gegensatz zu unserer modernen Medizin nicht auf medizinischen Studien oder Nachweisen, sondern ganz einfach auf Erfahrung beruht.

Im Mittelpunkt des chinesischen Denkens steht auch hier wieder die Harmonie. Nahrungsmittel werden nach zwei verschiedenen Gesichtspunkten eingeteilt: erstens nach ihrer thermischen Wirkung auf den Organismus, zweitens nach fünf unterschiedlichen Elementen. (Deshalb bezeichnet man diese Ernährungslehre auch als „Fünf-Elemente-Lehre".)

Verschiedene Faktoren können zu einem Ungleichgewicht zwischen Yin und Yang führen: psychische Belastungen, Stress, Kälte, falsche Ernährung usw.

Die thermische Wirkung der Nahrungsmittel

Nach der chinesischen Ernährungslehre haben alle Nahrungsmittel eine thermische Wirkung auf den menschlichen Organismus: So können sie ihn beispielsweise kühlen, erwärmen oder erhitzen. Dementsprechend werden sie in fünf Kategorien eingeteilt: heiß, warm, neutral, kühlend oder kalt.

Die schlank machende Wirkung des Pu-Erh-Tees hält nur so lange an, wie er regelmäßig getrunken wird. Setzt man ihn ab, so verlangsamt sich der Fettstoffwechsel wieder.

Kühlende und kalte Nahrungsmittel

Wie kühlend ein Nahrungsmittel auf uns wirkt, hängt von verschiedenen Faktoren ab:

- Vom Wassergehalt: Je höher, desto stärker die abkühlende Wirkung. Tomaten und Gurken zählen deshalb zu den kühlenden Nahrungsmitteln; das Gleiche gilt für in Wasser gekochtes Gemüse. Aus demselben Grund wirkt Gemüse, das unter Einsatz von Düngemitteln kultiviert wurde, kühlender als Gemüse aus biologischem Anbau – denn es enthält mehr Wasser.
- Vom Wachstumsort: Je wärmer und sonniger das Ursprungsland einer Pflanze, umso abkühlender die Wirkung. Südfrüchte wirken also kühlend; das gilt besonders für Früchte aus tropischen Ländern.
- Gefrorene Lebensmittel wirken aufgrund der Kältebehandlung, der sie unterzogen wurden, ebenfalls sehr abkühlend. Für die Chinesen gelten sie nicht als vollwertige Nahrungsmittel; laut chinesischer Ernährungslehre sollte man sie meiden, denn ihre Verdauung erfordert viel Energie.
- Abkühlend wirken auch alle Nahrungsmittel, die organische Säuren, Bitterstoffe oder Mineralsalze enthalten. Sauer schmeckende Südfrüchte wie beispielsweise Zitronen sind daher besonders kühlend; aber auch unser heimischer Rhabarber und Milchprodukte wie Quark, Joghurt, Kefir oder Buttermilch haben aufgrund ihrer Säure eine erfrischende bzw. abkühlende Wirkung.
- Kräuter- und Früchtetees gehören aufgrund ihres Säure- bzw. Bitterstoffgehalts zu den abkühlenden Getränken. Das Gleiche gilt für Mineralwasser (reich an Mineralsalzen) oder für Pils (bitter) – vor allem dann, wenn diese Getränke direkt aus dem Kühlschrank kommen!

Heiße und warme Nahrungsmittel

Nahrungsmittel mit wärmender oder erhitzender Wirkung sind wasserarm und haben einen scharfen oder süßen Geschmack. Sie enthalten ätherische Öle, schwefelhaltige Substanzen oder pflanzliche Zuckerstoffe, die ein süßes Aroma bewirken.

▶ Zu den warmen Nahrungsmitteln gehören viele Getreidearten (wenn man Getreideprodukte länger im Mund behält, spürt man den natürlich süßen Geschmack sehr deutlich), süße Früchte wie Aprikose, Pfirsich, Süßkirsche und Rosine sowie Gemüsearten mit leicht süßem Aroma wie Fenchel, Kastanie, Kürbis und Süßkartoffel.

Gemüse und Gewürze mit einem hohen Gehalt an schwefelhaltigen Stoffen (zum Beispiel Lauch, Zwiebeln, Meerrettich, Knoblauch, Schnittlauch) haben ebenfalls eine wärmende Wirkung.

Wärmend wirken auch Huhn, Putenfleisch, Wild, Käse und Fisch.

Unter den Gewürzen haben unter anderem Mohn, Kakao, Vanille, Beifuß, Thymian, Majoran, Rosmarin, Basilikum, Ingwer und Kardamom eine wärmende Wirkung.

Pinienkerne, Pistazien und Walnüsse gehören zu den warmen Nahrungsmitteln, Bohnenkaffee, Rotwein und Likör zu den warmen Getränken.

▶ Zu den heißen Nahrungsmitteln werden in der chinesischen Ernährungslehre Hammel-, Lamm- und Ziegenfleisch gerechnet, außerdem alle scharfen Gewürze (Pfeffer, Chili, Curry, Piment) und hochprozentige oder erhitzte alkoholische Getränke (Glühwein, Kognak, Wodka, Korn usw.).

Neutrale Nahrungsmittel

Daneben gibt es die neutralen Nahrungsmittel, die weder kühlend noch erwärmend wirken, aber sehr wichtig sind, denn ihnen kommt vor allem die Aufgabe zu, das Qi (die Lebensenergie) im Organismus aufzubauen. Zu ihnen zählen viele Getreide- und Gemüsearten (zum Beispiel Mohrrüben, Kartoffeln, Kohl und Hülsenfrüchte), Kalb- und Rindfleisch, einige Früchte und Nüsse sowie Süßungsmittel wie Honig oder Rohrzucker.

Auch auf die Zubereitung kommt es an

Die thermische Wirkung von Speisen hängt auch von der Art ihrer Zubereitung ab. So gibt es kühlende (yinisierende) und erwärmende (yangisierende) Zubereitungsarten. Man kann Speisen mit Wärme beziehungsweise Energie anreichern (yangisieren), indem man sie mit scharfen Gewürzen wie Pfeffer, Paprika, Zimt, Ingwer oder Gewürznelken zubereitet. Jeder hat selbst schon einmal die Erfahrung gemacht, dass einem nach einem solchen Essen warm wird: Die Durchblutung wird angeregt, man gerät leicht ins Schwitzen. Auch das

Die Chinesen unterscheiden zwischen erwärmenden (yangisierenden) und kühlenden (yinisierenden) Zubereitungsarten.

Wenn Sie mehr Kreuze auf der linken Seite gemacht haben, sind Sie ein Yin-Typ. Wahrscheinlich haben Sie dann auch öfters Gewichtsprobleme. Mehr Kreuze auf der rechten Seite bedeuten: Sie sind ein Yang-Typ.

Sind Sie ein Yin- oder ein Yang-Typ?
Bitte kreuzen Sie an, was auf Sie zutrifft.

- ☐ *Ich fühle mich häufig müde und energielos. Oft fehlt mir einfach der nötige Schwung.*
- ☐ *Ich friere leicht.*
- ☐ *Ich mag warme Getränke und halte mich gern in warmen Räumen auf.*
- ☐ *Meine liebste Jahreszeit ist der Sommer.*
- ☐ *Ich bin ein eher introvertierter, nachdenklicher, manchmal sogar skeptischer oder pessimistischer Typ.*
- ☐ *Die Initiative überlasse ich lieber den anderen.*
- ☐ *Manchmal habe ich einen richtigen Heißhunger auf Süßes.*
- ☐ *Ich neige zu Übergewicht; da hilft nicht mal die beste Diät.*

- ☐ *Die anderen beneiden mich oft um meine Initiative und Energie.*
- ☐ *Ich schwitze leicht.*
- ☐ *Ich mag kalte Getränke, selbst mitten im Winter. Es geht nichts über ein kühles Bier!*
- ☐ *Ich bin meistens leicht angezogen, weil mir immer warm ist.*
- ☐ *Meine liebste Jahreszeit ist der Winter.*
- ☐ *Ich bin extrovertiert und gesellig.*
- ☐ *Ich bin ein fröhlicher, optimistischer Mensch.*
- ☐ *Manchmal neige ich allerdings etwas zu Unruhe und Ungeduld. Dann kann ich auch richtige Wutausbrüche bekommen.*

Kochen mit Alkohol gehört zu den yangisierenden Zubereitungsarten.

Eine andere Möglichkeit des Yangisierens besteht darin, die Speisen lange oder mit großer Hitzezufuhr zu garen – je länger die Garzeit eines Gerichts und je größer die Hitzezufuhr, umso mehr Wärmeenergie enthält es. Yangisierende Garmethoden sind: Rösten, Grillen oder Braten; Garen im Backofen, Flambieren, Frittieren; langes Kochen bei niedriger Hitze.

Zu den kühlenden (yinisierenden) Zubereitungsarten gehören das Kochen in viel Wasser, das Dämpfen, das Blanchieren und das Garen im Schnellkochtopf. Als Grundregel gilt: Je kürzer Speisen gegart wurden und je mehr Wasser dazu verwendet wurde, umso abkühlender wirken sie. Eine andere Möglichkeit des Yinisierens besteht in der Beigabe kühlender Zutaten wie beispielsweise Obst, Sprossen, Rohkost.

Mithilfe dieser Zubereitungsmethoden hat man die Möglichkeit, einen Ausgleich zu schaffen: So wird man in der warmen Jahreszeit eher yinisierende Zubereitungsarten wählen, im Winter dagegen yangisierende, erwärmende. Andererseits kann man die kühlende Wirkung bestimmter Nahrungsmittel durch die Wahl einer yangisierenden Zubereitungsmethode abschwächen, wenn dies erwünscht ist (beispielsweise im Winter): Tomaten wirken weniger kühlend, wenn man sie yangisierend zubereitet, also zum Beispiel eine Tomatensauce daraus zubereitet, statt sie roh als Salatzutat zu essen. Oder man kann die abkühlende Wirkung eines Tomaten- oder Gurkensalats durch Hinzufügen erwärmender Kräuter und Gewürze (Chili, Zwiebeln, Schnittlauch oder Knoblauch) mildern.

Das oberste Gesetz in der chinesischen Ernährungslehre lautet: Maß halten – nichts übertreiben!

Wichtig: eine typgerechte Ernährung!

Anders als bei uns wird die Ernährung in der chinesischen Medizin ganz individuell auf den jeweiligen Menschentyp abgestimmt: Nahrungsmittel, die für den einen gut sind, können dem anderen schaden oder ihn sogar krank machen.

So unterscheiden die Chinesen zwischen Yin- und Yang-Typen. Was für ein Typ man ist, hängt teilweise von der ererbten Konstitution, aber auch von Temperament und Lebensweise und nicht zuletzt von der Ernährung ab.

Yin-Typen neigen zum Frieren und zu Müdigkeit; sie sind meist etwas introvertiert, zurückhaltend und passiv und vom Lebensgefühl her eher skeptisch-pessimistisch. Nicht selten leiden solche Menschen an Trägheit,

Energielosigkeit und Niedergeschlagenheit.

Yang-Typen dagegen sind extrovertiert und gesellig; sie gehen gern auf andere Menschen zu und bersten förmlich vor Energie und Tatendrang. Solche Menschen schwitzen leicht, frieren selten und haben ein fröhliches, optimistisches Naturell. Manchmal neigen sie allerdings auch ein bisschen zu Hektik und Ungeduld und zu heftigen Emotionen. Oft haben sie eine rote Gesichtsfarbe, einen zu hohen Blutdruck und einen ziemlich ausgeprägten Appetit. Mit Gewichtsproblemen hat in der Regel aber trotzdem eher der passive, verfrorene Yin-Typ zu kämpfen als der hitzige, dynamische Yang-Typ.

Natürlich sind diese beiden Beschreibungen Extreme; dazwischen gibt es alle möglichen graduellen Abstufungen. Doch wer tatsächlich an einem ausgeprägten Yin- oder Yang-Überschuss leidet, muss dem durch eine entsprechende Ernährung entgegenwirken, sonst können mit der Zeit Krankheiten entstehen.

Nach der Fünf-Elemente-Lehre muss man sich seinem Typ entsprechend ernähren: Der Speiseplan eines Yin-Typs sieht ganz anders aus als der eines Yang-Typs.

So sollte der Yang-Typ, der zu viel Wärme und Energie hat, mehr kühlende Nahrungsmittel zu sich nehmen als der Yin-Typ und yinisierende Kochmethoden bevorzugen. Scharfe Gewürze und hochprozentige alkoholische Getränke soll er meiden.

Ausgesprochene Yin-Typen dagegen müssen sich vor einem Übermaß an Kühlendem hüten und sollten dafür mehr erwärmende Nahrungsmittel in ihren Speiseplan einbauen, die vorwiegend yangisierend zubereitet werden. Sie dürfen auch regelmäßig heiße Nahrungsmittel (beispielsweise scharfe Gewürze) zu sich nehmen, aber nur in kleinen Mengen – denn jede Übertreibung kann zu einem neuen Ungleichgewicht führen. Im Übermaß genossen, erzeugen scharfe Gewürze und hochprozentiger Alkohol zu viel innere Hitze, vor allem, wenn man dazu auch noch viel Fleisch isst. Schweißausbrüche, Schlafstörungen, innere Unruhe, Hektik und Gereiztheit sind die Folge eines solchen Übermaßes an innerer Wärme.

Für Menschen mit überwiegend sitzender Tätigkeit und „Sportmuffel“ (die meistens auch ziemlich leicht frieren) gilt genau das Gleiche, was vorhin über die Yin-Typen gesagt wurde: Da sie die nötige Wärme in ihrem Körper nicht durch Bewegung erzeugen, müssen sie dies durch eine entsprechende Ernährung tun. Auf diese Weise wird der Stoffwechsel angekurbelt; Schlacken und Giftstoffe werden ausgeschieden. Auch Vegetarier müssen sich vor innerer Kälte schützen; sie dürfen ihre Speisen also ruhig mit scharfen Gewürzen und auch öfter einmal mit einem Schuss Alkohol anreichern.

Essen im Rhythmus der Jahreszeiten

Man sollte seine Ernährung aber nicht nur seinem persönlichen Typ, sondern auch den jahreszeitlichen und klimatischen Bedingungen anpassen. Nur so kommt man gesund durch Frühling, Sommer, Herbst und Winter – vor allem durch die kalten Jahreszeiten, in denen Grippe und Erkältungen drohen. Wer sich in dieser Zeit nicht richtig ernährt, dessen Inneres wird anfällig gegen die äußere Kälte – seine Energie und sein Immunsystem werden geschwächt.

Frühling

Im Frühjahr – das aus chinesischer Sicht bereits Mitte Februar beginnt – können wir schon eine etwas erfrischendere Ernährung vertragen: viel frisches, vor allem grünes Gemüse (Spinat, Mangold, Brokkoli) und Salate, angereichert mit Keimen und Sprossen. Hin und wieder sollten auch fermentierte Nahrungsmittel wie beispielsweise Sauerkraut auf dem Speiseplan stehen. An Fleischsorten eignet sich vor allem Fleisch von jungen Tieren, zum Beispiel Kalb oder Lamm.

Sommer

Der Sommer beginnt für die Chinesen schon Mitte Mai: Jetzt wird es richtig warm, und das bedeutet, dass wir uns nicht zu „erhitzend" ernähren dürfen. Kühlende Nahrungsmittel wie Kaltwasserfische, Tofu, Sommergemüse und Sommerfrüchte sind angezeigt. Man sollte seine Speisen mit vielen frischen Kräutern würzen und als Speiseöl kaltgepresste Samen- und Kernöle (beispielsweise Sesam-, Traubenkern- oder Sonnenblumenöl) verwenden; auch Oliven- oder Weizenkeimöl ist geeignet. Die Speisen sollten nur kurz gegart werden; am besten, man isst jetzt mehrere kleine, leichte Mahlzeiten über den Tag verteilt statt der üblichen drei Hauptmahlzeiten.

Allerdings darf man auch nicht dem Drang nachgeben, zu viele kalte Nahrungsmittel zu sich zu nehmen, die eine stark abkühlende Wirkung auf den Organismus haben, sondern muss auch in der größten Sommerhitze auf eine ausgewogene Ernährung achten – nichts übertreiben. Wer zu viel Eis isst, eisgekühlte Getränke trinkt und viele Südfrüchte isst (die womöglich auch noch direkt aus dem Kühlschrank kommen), um sich bei sengender Sommerhitze Abkühlung zu verschaffen, der riskiert einen Kälteschock. Sommerdurchfälle und Er-

Auch im Sommer sollten wir nicht zu viele abkühlende Nahrungsmittel und Getränke zu uns nehmen.

kältungen können die Folge dieses plötzlichen Wechsels von heiß zu kalt sein.

Herbst

Im Herbst sind erwärmendere Nahrungsmittel angezeigt, die uns vor Wind und nasskaltem Wetter schützen und ein starkes Immunsystem für den Winter aufbauen: Warme Gemüsegerichte und leckere, dampfende Eintöpfe mit Lauch, Mohrrüben, Steckrüben, Kürbis und Bohnen sorgen jetzt dafür, dass der herannahende Winter uns nichts anhaben kann. Rohkost sollte wegen ihrer abkühlenden Wirkung jetzt seltener auf dem Speisezettel stehen als im Frühjahr und Sommer, und die Speisen sollten auch länger gegart (yangisiert) werden.

Im Herbst und Winter kann man ruhig etwas mehr Fleisch essen; im Frühling und Sommer sollte man Fisch und Meeresfrüchte bevorzugen.

Winter

Im Winter schließlich sollten lange gegarte Gerichte (beispielsweise Eintöpfe und Aufläufe) mit Wintergemüse, Hülsenfrüchten und Getreide auf den Tisch kommen; sie liefern dem Organismus die Wärme und Energie, die er braucht, um gut durch die kalte Jahreszeit zu kommen. Auch Nüsse und Kerne wirken erwärmend. Im Winter kann man auch ruhig etwas mehr Fleisch essen als im Frühjahr und Sommer.

Obst bereitet man jetzt vorwiegend yangisierend (als Kompott) zu; man kann auch Dörrobst essen. Mit wärmenden Gewürzen als Zutat sollte nicht gespart werden; aber man darf auch nicht zu heiß und scharf essen – sonst entsteht zu viel innere Hitze. Als Speiseöl wähle man Nussöle; sie haben eine erwärmende Wirkung. Man darf auf keinen Fall den Fehler machen, im Winter zu wenig zu essen (beispielsweise, um sich den „Weihnachtsspeck“ wieder abzuhungern) – denn das schwächt die Energie und kann zu Krankheiten führen.

Die in westlichen Ländern übliche Gewohnheit, im Winter viele Zitrusfrüchte zu essen oder Säfte aus Zitrusfrüchten zu trinken, um das Immunsystem mit reichlich Vitamin C gegen Grippe und Erkältung zu stärken, ist aus chinesischer Sicht grundfalsch. Denn diese Obstarten wirken stark abkühlend und man erreicht damit genau den gegenteiligen Effekt: Das Risiko, sich eine Erkältung „einzufangen“, steigt.

Die Chinesen empfehlen, den Vitamin-C-Bedarf im Winter durch andere Nahrungsmittel zu decken und diese auf keinen Fall roh zu verzehren, sondern zu kochen. Gegen Erkältungen ist allenfalls ein heiß servierter Zitronensaft zu empfehlen, aber kein kalter. Beim Erhitzen geht zwar etwas

Vitamin C verloren, aber dafür wirkt dieser Saft erwärmend und Energie spendend.

Abnehmen nach der Fünf-Elemente-Lehre

Haben Sie auch schon einmal – oder vielleicht sogar öfter als einmal – versucht, mithilfe einer Diät überzählige Pfunde loszuwerden? Aus der Sicht der chinesischen Ernährungslehre ist dies völlig falsch! Die Chinesen meiden jedes Extrem – totales Fasten oder einseitige Diäten ebenso wie zu üppiges Essen. Und offensichtlich liegen sie mit ihrer Ernährungsphilosophie genau richtig – denn in den asiatischen Ländern findet man viel weniger übergewichtige Menschen als in den westlichen Industrienationen.

Diäten und Fastenkuren – wir haben es bereits erwähnt – schwächen aus der Sicht der chinesischen Medizin den Organismus, indem sie ihm wertvolle Energie rauben. Auf diese Weise lässt sich niemals ein dauerhafter Abnehm-Erfolg erzielen.

Das bedeutet aber nicht, dass Sie Ihre Ernährung nicht umstellen sollen, wenn Sie abnehmen möchten. Zwar kann man auch schon durch den Genuss von Pu-Erh-Tee allein sein Gewicht reduzieren; doch besser ist es auf jeden Fall, diese „Tee-Kur" durch eine langfristige Ernährungsumstellung nach den Regeln der chinesischen Fünf-Elemente-Lehre zu unterstützen.

Die fünf Elemente

Die chinesische Ernährungslehre wird auch als Fünf-Elemente-Lehre bezeichnet, weil sie alle Nahrungsmittel und auch sämtliche Organe des Menschen fünf verschiedenen Elementen (Holz, Metall, Feuer, Wasser oder Erde) zuordnet.

Welchem Element ein Nahrungsmittel angehört, kann man an seinem Geschmack erkennen. Durch ihre Wirkung auf bestimmte Körperorgane haben die Nahrungsmittel in der chinesischen Medizin auch einen therapeutischen Effekt – das heißt, sie werden ganz gezielt zur Heilung bestimmter Krankheiten und Beschwerden eingesetzt.

In der chinesischen Ernährungslehre werden alle Nahrungsmittel einem der fünf Elemente Holz, Feuer, Erde, Metall und Wasser zugeordnet.

Holz

Sauer schmeckende Nahrungsmittel (beispielsweise Essig, Rhabarber, Sauerkraut, Tomaten, Zitrusfrüchte und anderes säuerlich schmeckendes Obst, Fruchtsäfte, Früchtetees und Sauermilchprodukte) werden nach der Fünf-Elemente-Lehre dem Element Holz zugeordnet. Sie wirken größtenteils abkühlend. Als Organe entsprechen dem Element Holz Leber und Gallenblase: Saure Nahrungsmittel haben eine anregende Wirkung auf die Leber (was sicherlich jeder schon einmal festgestellt hat, wenn er bei einem Alkoholkater sauren Hering aß und es ihm daraufhin wieder besser ging).

Feuer

Die dem Element Feuer zugeordneten Nahrungsmittel schmecken bitter und wirken auf die Organe Herz und Dünndarm. Dazu gehören beispielsweise Kaffee, Schwarztee und Zigaretten – Genussmittel, die wir in unserer westlichen Zivilisation wegen ihrer anregenden Wirkung leider oft im Übermaß konsumieren, da wir anders den Stress und die Hektik unseres Alltagslebens nicht zu verkraften meinen. Nervosität, Schlafstörungen und Herz-Kreislauf-Erkrankungen können die Folge sein.

Die Nahrungsmittel des Elements Erde sind besonders wichtig, denn sie liefern unserem Organismus Energie.

Gesündere Nahrungsmittel des Elements Feuer sind Salate und Gemüsearten mit bitterem Aroma wie beispielsweise Endivien, Chicorée, Radicchio, Rote Bete, Löwenzahn, Rosenkohl und Artischocke. Leicht bitter schmeckende Gewürze und Tees wie Salbei, Enzian, Oregano und grüner Tee gehören ebenfalls dem Element Feuer an.

Metall

Die Nahrungsmittel des Elements Metall (dem als Organe Lunge und Dickdarm zugeordnet werden) haben einen scharfen Geschmack. Dazu gehören beispielsweise alle scharfen Gewürze, die sehr stark erwärmend wirken, aber auch scharf schmeckende alkoholische Getränke wie Wodka und Whisky sowie Gemüse mit scharfem Aroma wie Radieschen, Rettich, Lauch und Zwiebeln.

Wasser

Nahrungsmittel des Elements Wasser (zugeordnete Organe: Blase und Nieren) schmecken salzig. Das sind alle mit Kochsalz zubereiteten Nahrungsmittel, aber auch Meeresfrüchte und Mineralwasser. Auch Hülsenfrüchte, Süßwasserfische und Räucherfisch werden dem Element Wasser zugeordnet.

Erde

Nahrungsmittel des Elements Erde zeichnen sich durch einen natürlich süßen Geschmack aus: Gemüsearten mit süßlichem Aroma wie beispielsweise Fenchel, Kastanien, Kürbisse und Süßkartoffeln, Kohl, Erbsen, Rüben und Kartoffeln gehören dazu, außerdem viele Getreide- und Nussarten, süß schmeckende Äpfel, Birnen, Pfirsiche, Aprikosen, Rosinen, Süßkirschen, Datteln, Feigen, Pflaumen und Trauben.

Der Erde sind die Organe Milz und Magen zugeordnet, deren Aufgabe in der Gewinnung von Energie aus Nahrungsmitteln besteht. Sie müssen die Nahrung, die wir unserem Körper zuführen, verdauen und optimal verwerten, das heißt, Energie für unseren ganzen Organismus daraus beziehen. Die Nahrungsmittel des Elements Erde stärken diese Verdauungsorgane und bauen Qi – das heißt Lebensenergie – auf, sind für unsere Gesundheit also besonders wichtig.

Normalerweise sollten in einem Gericht der Ausgewogenheit halber alle fünf Elemente vertreten sein. Nur so werden alle Organe optimal ernährt. Lediglich die Energie spendenden Nahrungsmittel des Elements Erde können in einer Mahlzeit ruhig reichlicher enthalten sein, ohne dass es dadurch zu einer Disharmonie kommt.

Wie entsteht Übergewicht?

Aus chinesischer Sicht entsteht Übergewicht durch ein Ungleichgewicht in unserem Körper – die beiden Gegenpole Yin und Yang stehen nicht in harmonisch ausgewogenem Verhältnis zueinander. Wenn Sie den Test auf Seite 32 („Sind Sie ein Yin- oder ein Yang-Typ?") gemacht haben, wissen Sie ja inzwischen schon, welches dieser beiden Prinzipien bei Ihnen überwiegt.

Probleme mit dem Gewicht haben meistens die Yin-Typen – das heißt diejenigen, bei denen das Element Yin überwiegt und dafür ein Yang-Mangel besteht. Zu den ersten Symptomen eines Yang-Mangels gehören Müdigkeit, Energielosigkeit, kalte Hände und Füße, Übergewicht, Cellulitis und ein geschwächtes Immunsystem. Menschen mit Yang-Mangel sind meist blass, neigen zu Trägheit und Niedergeschlagenheit und haben auch häufig Wasseransammlungen im Körper.

Ihr Mangel an Energie ist darauf zurückzuführen, dass bei ihnen die Verdauungsorgane (Milz, Magen und Bauchspeicheldrüse), die für die Bereitstellung und Verteilung von Energie im ganzen Organismus zuständig sind, durch eine falsche Ernährung geschwächt sind. Yang-Mangel entsteht meist dadurch, dass man zu viele Nahrungsmittel zu sich nimmt, die abkühlend wirken und dem Körper keine oder nur wenig Energie liefern: zum Beispiel Fabrikzucker, Milchprodukte, Südfrüchte, Rohkost, Tiefkühlkost und industriell verarbeitete oder in der Mikrowelle zubereitete Nahrungsmittel.

Wenn man dem Yang-Mangel nicht durch eine entsprechende Ernährung entgegenwirkt, können mit der Zeit ernsthafte Krankheiten entstehen.

Frauen leiden öfter unter Yang-Mangel als Männer, da sie von Natur aus weniger Wärme und Energie besitzen.

Zu viele kühlende Speisen schränken die Funktionsfähigkeit der Verdauungsorgane ein; dann kann die Nahrung nicht richtig verwertet werden.

Erwärmende und neutrale Nahrungsmittel des Elements Erde

- *Getreide (Süßreis, Amaranth, Hirse, Mais)*
- *Fenchel, Kastanien, Kürbisse, Süßkartoffeln, alle Kohlsorten, Erbsen, Bohnen, Mohrrüben, Kartoffeln*
- *Aprikosen, Pfirsiche, Süßkirschen, Datteln, Feigen, Pflaumen und Trauben*
- *ungeschwefeltes Trockenobst*
- *Kokosmilch*
- *Vanille, Safran*
- *Walnüsse, Erdnüsse, Haselnüsse, Kokosnüsse, Mandeln, Sesam, Pinienkerne, Pistazien*
- *als Süßungsmittel Honig und Rohrzucker (aber bitte nur in Maßen verwenden!)*
- *Kalb- und Rindfleisch*
- *Pu-Erh-Tee, Fencheltee, Malzbier, Traubensaft*

Mit Zucker kombinierte Milchprodukte (Fruchtjoghurt, Sahnetorte, Eiscreme) sind Dickmacher und sollten bei Yang-Mangel gemieden werden.

Den Verdauungsorganen fehlt aufgrund dieser falschen Ernährung die nötige Hitze – es wird nicht mehr genügend Fett verbrannt. So entstehen Übergewicht und unschöne Fettpölsterchen.

Solche Menschen haben in der Regel einen ausgeprägten Heißhunger auf Süßes. Denn süße Nahrungsmittel des Elements Erde regen die Milz an, und wenn diese geschwächt ist, macht sie sich durch Süßhunger bemerkbar. Sie signalisiert dadurch, dass etwas nicht im Gleichgewicht ist und dass die Ernährung umgestellt werden sollte.

Die richtige Ernährung bei Yang-Mangel und Übergewicht

Ganz falsch ist es nun aber, diesem Hunger auf Süßes nachzugeben, indem man Süßigkeiten (Kuchen, Schokolade, Eiscreme, alle mit Fabrikzucker hergestellten Nahrungsmittel) zu sich nimmt. Damit verstärkt man das Übel nur und nimmt noch weiter zu; denn weißer Zucker stärkt die Verdauungsorgane eben leider nicht, sondern schwächt sie nur noch mehr.

Um den Yang-Mangel auszugleichen, muss man Nahrungsmittel mit natürlicher Süße zu sich nehmen – also Nahrungsmittel des Elements Erde. Außerdem sollte man erwärmende oder neutrale Nahrung bevorzugen und diese yangisierend zubereiten, um den Verdauungsorganen die Wärmeenergie zu liefern, die sie brauchen. Deshalb ist es aus chinesischer Sicht völlig falsch, durch eine Rohkost-Diät abnehmen zu wollen: Denn Rohkost wirkt abkühlend, liefert dem Organismus wenig Energie und schwächt dadurch die Verdauungsorgane. Man wird bei einer solchen Diät vielleicht vorübergehend abnehmen, aber niemals dauerhafte Erfolge erzielen. Denn nur wenn die Verdauungsorgane genügend Wärmeenergie aus den Speisen aufnehmen, können sie richtig funktionieren und die Nahrung optimal verwerten. Wenn die Verdauungsenergie geschwächt ist, nützen alle Vitamine nichts, weil sie dann nicht richtig aufgenommen werden können.

Meiden Sie alle rohen, kalten oder abkühlenden Nahrungsmittel wie beispielsweise Südfrüchte, Mineralwasser, Gurken, Tomaten, Tiefkühlkost, Eiscreme und überhaupt alle Speisen und Getränke, die direkt aus dem Kühlschrank kommen. Auch säuerliche Milchprodukte wie Joghurt, Dickmilch usw. sollten wegen ihrer abkühlenden Wirkung nicht im Übermaß verzehrt werden; und süße Milchprodukte wie Käse, Sahne und Fruchtjoghurt stehen als typische Dickmacher ebenfalls auf der Verbotsliste. Aus der Liste auf der linken Seite können Sie entnehmen, welche Nahrungsmittel für Sie die richtigen sind, wenn Sie unter Yang-Mangel und Übergewicht leiden. Wenn Sie solche neutralen bis erwärmenden Nahrungsmittel mit natürlich süßem Aroma zu sich nehmen, werden Sie schon nach kurzer Zeit merken, dass Ihr Heißhunger auf

Vollkornbrot und Frischkorn-Müsli belasten die Verdauungsorgane mehr als gekochtes Getreide und sind daher nicht unbedingt zu empfehlen.

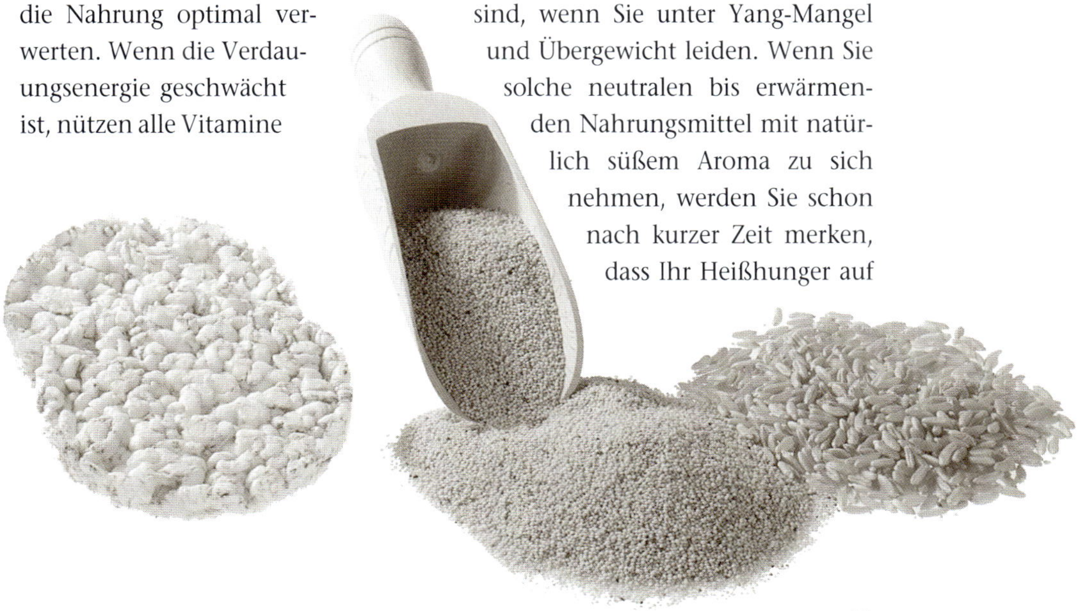

Süßes nachlässt und Sie mehr Energie und Schwung bekommen: Denn Ihre Milz hat jetzt das, was sie braucht.

Essen Sie viel Getreide!

Bei Yang-Mangel helfen Tees, Suppen und andere warme Mahlzeiten (am besten mit Getreide), Milz und Magen zu stärken.

Im Mittelpunkt der Ernährung sollte Getreide stehen, denn es ist nahrhaft und schenkt dem Körper die nötige Energie, ohne dick zu machen. (Kartoffeln sind bei weitem nicht so energiereich.) Außerdem ist Getreide ballaststoffreich: Die Ballaststoffe quellen im Magen und Darm auf und sorgen für ein lange anhaltendes Sättigungsgefühl. Darüber hinaus binden sie Giftstoffe im Darm und bewirken, dass diese ausgeschieden werden, statt in den Blutkreislauf aufgenommen zu werden.

Besonders wertvoll ist Vollkorn-Nahrung. Geschrotetes Getreide und Getreideflocken können zwar ruhig auch einmal auf dem Speisezettel stehen, liefern aber weniger Energie als das volle Korn. Das Getreide sollte unbedingt gekocht sein: Denn rohe Nahrungsmittel belasten die Verdauungsorgane zu sehr und wirken kühlend, während gekochte eine erwärmende Wirkung haben. Zum Frühstück sollte ein nahrhaftes Müsli auf den Tisch kommen (am besten mit Obst und Süßungsmitteln des Elements Erde). Unsere Gewohnheit, zum Frühstück ein Marmeladenbrötchen zu essen, ist sowohl nach der Fünf-Elemente-Lehre als auch nach den Regeln unserer westlichen Ernährungswissenschaft denkbar ungesund.

Für das Mittag- und Abendessen ist eine Kombination aus gekochtem Getreide und Gemüse oder auch kleinen Mengen Fleisch ideal. Salz wirkt kühlend und sollte daher eher sparsam verwendet werden. Auch Fleisch sollte nur Beilage und nicht die Hauptsache sein – denn es liefert zwar viel Energie, führt aber zu toxischen Ablagerungen im Körper, die den Organismus belasten, wenn man zu viel davon isst. Außerdem ist es aufgrund seiner Hormonbelastung nur in kleinen Mengen zu empfehlen. Deshalb sollte man Fleisch auch stets mit Getreide kombinieren: Denn das Getreide mit seiner entgiftenden Wirkung bewirkt, dass die Giftstoffe ausgeschieden werden, statt sich im Körper abzulagern.

Grundsätzlich ist eine vegetarische Ernährung gesünder; dabei muss man aber unbedingt darauf achten, seinem Organismus genügend Wärmeenergie zuzuführen: Man sollte yangisierende Zubereitungsmethoden bevorzugen (das heißt, seine Speisen nach Möglichkeit kochen und mit heißen oder erwärmenden Gewürzen anreichern).

Welche Getreidearten sind zu empfehlen?

Hirse, Reis und Süßreis (Mochireis) eignen sich besonders gut zur Stärkung der Verdauungsorgane und zur Unterstützung einer Gewichtsreduktion mit Pu-Erh-Tee.

Vor allem die Hirse ist wegen ihres leicht süßlichen Aromas, ihrer Bekömmlichkeit und ihrer erwärmenden Wirkung geradezu ideal. Sie hilft gegen Heißhunger auf Süßes, schmeckt erfahrungsgemäß auch Getreide-„Einsteigern" gut und lässt sich in der Küche vielseitig verarbeiten: Leckere Frühstücksmüslis kann man daraus ebenso zubereiten wie Aufläufe, Bratlinge und andere nahrhafte, sättigende Hauptgerichte. Man kann Hirse auch mit Amaranth oder Quinoa kombinieren – uralten Getreidearten, die ebenfalls sehr energiereich sind und erwärmend wirken.

Ähnlich nahrhaft, gut bekömmlich, schmackhaft und lange sättigend ist der Reis. Er wirkt Wasseransammlungen im Körper entgegen, unterstützt also die Gewichtsreduktion auf geradezu ideale Weise. Noch besser geeignet ist Mochireis (süßer Reis), den man in Naturkostläden und Reformhäusern bekommt. Wegen seines süßen Aromas wirkt er ähnlich wie Hirse dem berüchtigten Heißhunger auf Süßigkeiten entgegen und eignet sich auch gut zur Zubereitung von Süßspeisen und Frühstücksmüslis. Man kann ihn mit Rundkornreis mischen. Auch Grünkern, Buchweizen und Hafer gehören zu den Getreiden mit erwärmender Wirkung und sind daher hervorragend geeignet, um Milz und Magen zu stärken.

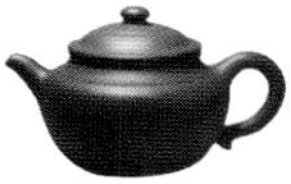

Mineralwässer sind natriumarm, wenn sie weniger als 20 mg Natrium pro Liter enthalten.

Dass der Pu-Erh-Tee dem Element Erde zugehört, ist an seinem erdigen Aroma deutlich zu erkennen. Er baut Qi (Lebensenergie) auf und hilft beim Abspecken.

Grundregeln für die richtige Ernährung und Gewichtsreduktion nach der traditionellen chinesischen Ernährungslehre

- *Trinken Sie viel, aber nur Pu-Erh-Tee und natriumarmes Mineralwasser oder Leitungswasser; keine Obstsäfte und keine Früchtetees (zu kühlend). Viel zu trinken, ist vor allem bei einer ballaststoffreichen Ernährung mit hohem Gemüse- und Getreideanteil wichtig, damit die Ballaststoffe im Magen und Darm aufquellen und ihre sättigende Wirkung optimal entfalten können. Trinken Sie aber zu den Mahlzeiten nur wenig (denn das verdünnt die Verdauungssäfte und erschwert die Verwertung der Nahrung), lieber mehr zwischendurch!*
- *Wenn Sie leicht frieren, sollte das Wasser, das Sie trinken, nicht direkt aus dem Kühlschrank kommen, sondern Zimmertemperatur haben.*
- *Meiden Sie austrocknende Getränke wie Schwarztee oder Kaffee.*
- *Wenn Sie abnehmen möchten, sollten Sie den Tee entweder gar nicht oder mit Agavendicksaft (im Reformhaus erhältlich) süßen.*
- *Nehmen Sie keinen oder nur wenig raffinierten Zucker zu sich und meiden Sie auch alle Speisen und Getränke, in denen er enthalten ist; denn Fabrikzucker schwächt die Verdauungsorgane und macht dick.*
- *Bevorzugen Sie pflanzliche Fette; meiden Sie Fette tierischer Herkunft.*
- *Nehmen Sie statt Weißmehlprodukten Vollkornerzeugnisse zu sich.*
- *Gehen Sie sparsam mit dem Salzstreuer um; würzen Sie lieber mit frischen Kräutern und Gewürzen.*
- *Achten Sie auf eine möglichst natürliche Ernährung, das heißt, bevorzugen Sie Nahrungsmittel aus biologischem Anbau ohne Farb-, Konservierungs- oder Aromastoffe. Meiden Sie Lightprodukte und verwenden Sie statt minderwertiger raffinierter Speiseöle hochwertige, kaltgepresste pflanzliche Öle (Olivenöl, Sesamöl, Traubenkernöl usw.). Nehmen Sie keine gentechnisch veränderten oder bestrahlten Nahrungsmittel zu sich.*
- *Essen Sie Fleisch und Wurst nur in geringen Mengen. Während Ihrer Gewichtsreduktions-Kur sollten Sie ganz darauf verzichten.*
- *Kauen Sie lange und gründlich: Idealerweise sollte jeder Bissen zwanzig- bis dreißigmal gekaut werden. Das entlastet erstens die Verdauungsorgane*

und außerdem ist man dann schneller gesättigt und isst automatisch weniger.

- *Essen Sie am besten keine Tiefkühlkost und auch keine in der Mikrowelle gegarten Speisen.*
- *Nehmen Sie wenig Rohkost zu sich; garen Sie Ihr Gemüse ausreichend lange (also nicht „al dente").*
- *Halten Sie stets Maß und wählen Sie den goldenen Mittelweg: Essen Sie weder zu viel noch zu wenig, weder zu heiß noch zu kalt.*
- *Unsere westliche Gewohnheit, einen Salat als Vorspeise zu servieren, ist nach der Ernährungslehre der chinesischen Medizin barer Unsinn. Der Grund: Die Rohkost wirkt kühlend und schwächt die Verdauungsenergie von Magen und Milz, sodass die darauf folgenden Speisen nicht optimal verwertet werden können. Viel besser ist es, Milz und Magen zunächst einmal mit einer heißen Suppe als „Auftakt" die nötige Wärme- und Verdauungsenergie zu liefern. Der Salat kann dann begleitend zur Hauptmahlzeit gegessen werden.*
- *Auch süße Nachspeisen sind nicht optimal: Sie verlangsamen den Verdauungsprozess (vor allem, wenn sie auch noch kalt sind wie beispielsweise Eiscreme) – was nicht gerade wünschenswert ist, wenn man abnehmen möchte. Außerdem machen sie müde und träge.*
- *Sehr wichtig ist es, sich regelmäßig zu bewegen, um den Stoffwechsel zu aktivieren. Aber auch hier gilt: Bitte auf keinen Fall übertreiben! Also kein Hochleistungssport, der Sie bis an die Grenzen Ihrer Belastbarkeit fordert, sondern lieber regelmäßige körperliche Aktivität, die Ausdauer verlangt.*
- *Für eine kleine „Getreidekur" zum Abnehmen sind die jeweils 18-tägigen Zwischenjahreszeiten (Dojozeiten), die für die Chinesen den Übergang von einer Jahreszeit zur anderen markieren, am besten geeignet, denn sie sind dem Erdelement zugeordnet. Ernähren Sie sich jetzt besonders bewusst, bevorzugen Sie Nahrungsmittel des Elements Erde und trinken Sie viel Pu-Erh-Tee. Die Rezepte im nächsten Kapitel eignen sich für eine solche Getreidekur. Die Dojozeiten sind:*
  26. April–13. Mai (Spätfrühling), 25. Juli–11. August (Spätsommer),
  23. Oktober–9. November (Spätherbst), 21. Januar–7. Februar (Spätwinter).

Zu wenig zu essen, zehrt an der Energie der Verdauungsorgane; zu viel zu essen, überfordert sie.

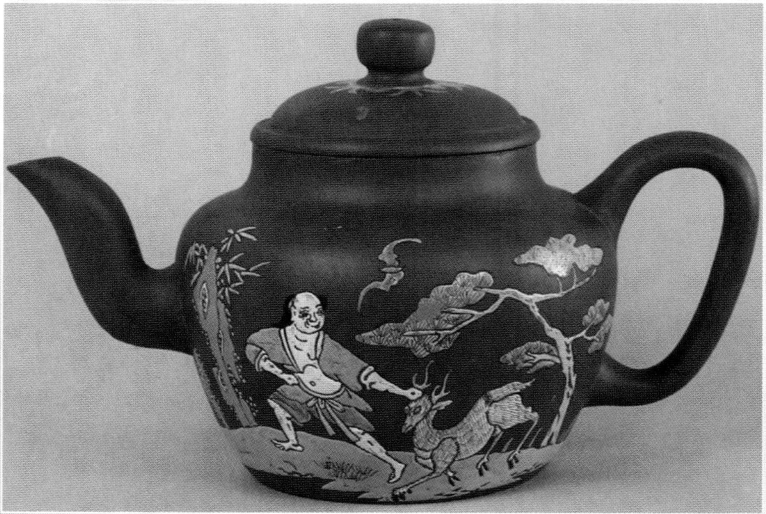

Rezepte zur Gewichts-reduktion nach der Fünf-Elemente-Lehre

Alle Zutaten der nun folgenden Rezepte sind so ausgewählt, dass sie die Verdauungsorgane – Milz, Magen und Bauchspeicheldrüse – stärken und so das Abnehmen mit Pu-Erh-Tee unterstützen. Sie gehören größtenteils dem Element Erde an, sind neutral bis erwärmend, befriedigen durch ihr natürlich süßes Aroma den Hunger auf Süßes – und vor allem: Sie vermitteln ein lange anhaltendes Sättigungsgefühl. Da Pu-Erh-Tee den Stoffwechsel anregt und die Verdauung fördert, sollte man ihn während dieser kleinen Gewichtsreduktions-Kur zu jeder Mahlzeit trinken.

Frühstück

Frühstücksreis mit Trockenobst

Zutaten für eine Person

2 TL Agavendicksaft, Honig oder Ahornsirup
3 EL Wasser oder Milch
2 unbehandelte Trockenpflaumen
2 getrocknete Apfelringe
60 g Naturreis
1 Vanilleschote

- Agavendicksaft bzw. Honig oder Ahornsirup in einem Schälchen gut mit dem Wasser oder der Milch vermischen.
- Trockenpflaumen entkernen und in etwa 4 Stücke schneiden. Die getrockneten Apfelringe ebenfalls in Stücke teilen. Die Trockenfrüchte zu dem angerührten Saft geben und für mehrere Stunden quellen lassen.
- Reis in Wasser garen. Das Trockenobst mit dem Rest von dem Saft unter den Reis heben. Das Mark der Vanilleschote ausschaben und den Frühstücksreis damit abschmecken.

Dieses Frühstück sollte schon am Vorabend vorbereitet werden, da die Trockenfrüchte über Nacht quellen müssen.

Amaranth ist ein nährstoffreiches Ur-Getreide aus Südamerika, das in Reformhäusern und Naturkostläden zu bekommen ist.

Amaranth-Müsli

Zutaten für eine Person

1 EL Amaranthkörner
3 EL Haferflocken
5–6 EL Milch
100 g frische Früchte (Trauben, Pfirsiche, Aprikosen, Feigen oder Süßkirschen, je nach Jahreszeit)
1 gestrichener TL Honig
1–2 TL gehackte Wal- oder Haselnüsse

- Amaranth in einer Pfanne ohne Fettzugabe so lange rösten, bis er aufspringt.
- Die gepoppten Amaranthkörner mit den Haferflocken und der Milch mischen.
- Die Früchte klein schneiden und darunter mischen, ebenso den Honig.
- Mit gehackten Wal- oder Haselnüssen dekorieren.

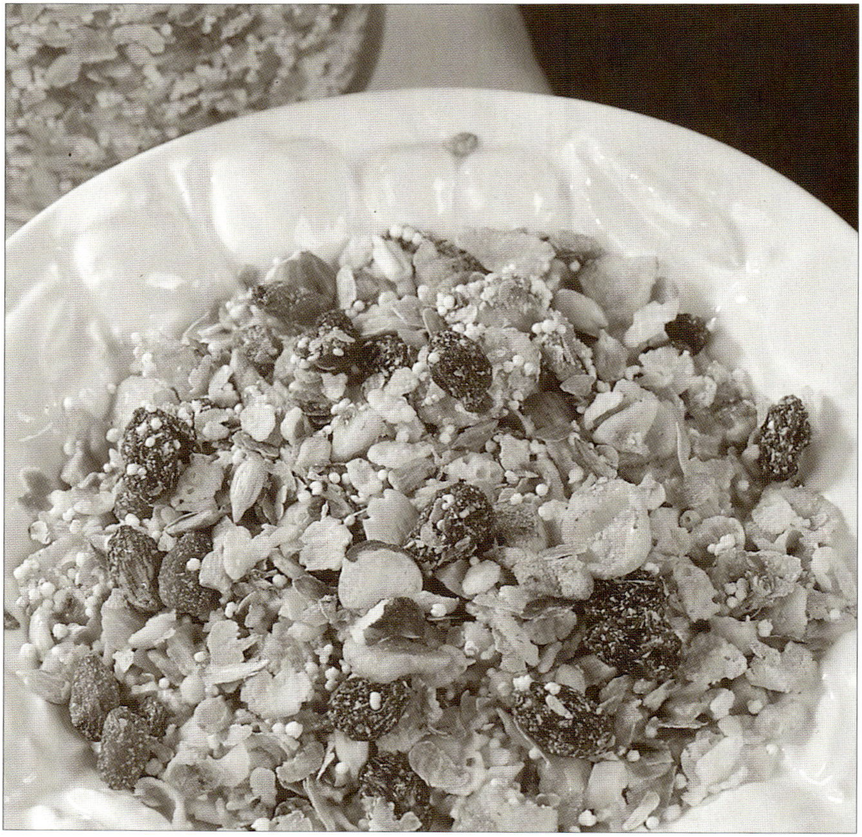

Amaranth-Müsli

Fruchtreis-Frühstück

Zutaten für eine Person

60 g Mochireis
100 g klein geschnittene Aprikosen und Pfirsiche
2–3 EL Traubensaft
1 Msp. Kakaopulver
1 Msp. Zimt
1 Prise Salz
1 EL Gerstenmalz
1 EL Nussmus
1 TL geröstete Nüsse, grob gehackt (zum Beispiel Wal-, Erd- oder Haselnüsse, Mandeln, geröstete Sesamkerne, Pistazien)

- Den Mochireis gar kochen, Aprikosen und Pfirsiche klein schneiden (man kann stattdessen auch anderes Obst verwenden, zum Beispiel Datteln, Süßkirschen, Feigen, Pflaumen, Trauben oder süß schmeckende Äpfel).
- Den Traubensaft in einem Topf erhitzen, die klein geschnittenen Früchte, den Kakao, den Zimt und das Salz dazugeben und etwa 5 Minuten köcheln lassen.
- Den gekochten Mochireis, das Gerstenmalz und 1 EL Nussmus mit den Früchten vermischen und kurz erhitzen.
- Mit gerösteten Nüssen, Mandeln, Sesamkernen oder Pistazien bestreut servieren.

Nussig-fruchtiges Hirsefrühstück

Zutaten für eine Person

60 g Hirse
1–2 TL Honig oder Agavendicksaft
1 Vanilleschote
etwas geriebene Zitronenschale
2–3 EL Speisequark
1/2 süßer Apfel
1 EL Walnüsse oder Mandeln, grob gehackt
1/2 Birne oder eine entsprechende Menge anderer Früchte: Aprikosen, Pfirsiche, Pflaumen, Feigen, Datteln oder Trauben

- Die Hirse mit heißem Wasser waschen und in etwa 150 ml kochendes Wasser geben. Für ca. 5 Minuten köcheln lassen, dann die Kochplatte ausschalten und die Hirse ca. eine Viertelstunde lang ausquellen lassen.
- Den Honig oder Agavendicksaft, das ausgekratzte Mark der Vanilleschote und die Zitronenschale mit dem Speisequark verrühren und mit der Hirse mischen.
- Den Apfel von seinem Kerngehäuse befreien, in kleine Stücke schneiden und zusammen mit den Nüssen oder Mandeln ebenfalls unter die Hirse mischen.
- Die Hirse auf einen Teller geben. Birne entkernen, in Streifen schneiden und auf der Hirse anrichten.

Mochi heißt eine in Japan gebräuchliche Reissorte. Er wird auch als süßer Reis oder Klebreis bezeichnet. Wie sein Name schon sagt, schmeckt er etwas süßlich und ist ziemlich klebrig.

Quinoa stammt wie Amaranth aus Südamerika. Bei den Inkas war dieses Getreide als heiliges Korn geschätzt.

Quinoa-Powerfrühstück

Zutaten für eine Person

60 g Quinoa
200 ml fettarme Milch
1 EL Honig
ein paar Spritzer Zitronensaft
1 Ei
200 g Pfirsiche (etwa 2 Stück)

- Quinoa mit warmem Wasser abspülen, in ein Sieb geben und abtropfen lassen. Zusammen mit der Milch in einen Topf geben und kurz aufkochen. Hitze reduzieren und 30 Minuten köcheln lassen.
- Honig und Zitronensaft verrühren und unter die Quinoa mischen.
- Eiweiß steif rühren und unter die inzwischen erkaltete Quinoamasse heben.
- Pfirsiche entkernen und in Spalten teilen. Eine Auflaufform mit Butter einstreichen und mit den Pfirsichspalten auslegen. Die Quinoamasse über die Pfirsiche verteilen, Eigelb verquirlen und die Masse damit bestreichen. 20 Minuten im vorgeheizten Backofen (200 °C) backen.

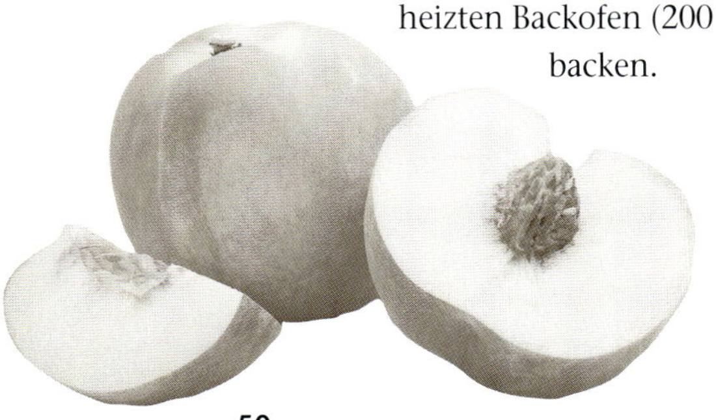

Hirseauflauf mit Pflaumen

Zutaten für eine Person

1 Prise Salz
200 ml Milch
60 g Hirseflocken
1–2 EL Honig oder Agavendicksaft oder Ahornsirup
1 EL Margarine
1 Ei
1 EL klein gehackte Mandeln
60 g Trockenpflaumen
1 EL Butter

- Das Salz in die Milch geben und die Milch aufkochen, dann die Hirseflocken hinzugeben und bei geringer Hitze ca. 30 Minuten quellen lassen.
- Den Honig gut mit der Margarine und dem Eigelb verquirlen, bis es schaumig wird. Dann die klein gehackten Mandeln dazugeben und alles mit dem Hirsebrei vermengen.
- Die Pflaumen entkernen, in kleine Stücke schneiden und in den Brei mischen. Das Eiweiß zu einem steifen Schnee schlagen und unterziehen.
- Eine Auflaufform mit etwas Butter einfetten und den Brei hineingeben. Einige Butterflöckchen darauf verteilen.
- Im Ofen bei 180 °C ca. 45 Minuten backen.

Pinienküchlein mit Ahornsirup

Zutaten für eine Person

2 EL Pinienkerne
4 EL Weizenvollkornmehl
1 TL Backpulver
1 Prise Salz
½ EL Butter
½ EL Honig
1 Eigelb
Ahornsirup

- Pinienkerne mahlen, bis auf einige, die zum Verzieren zurückgelegt werden. Die gemahlenen Pinienkerne mit Mehl, Backpulver und Salz vermischen.
- Mit Butter, Honig und etwas Wasser zu einem Teig verkneten. Den Teig in eine Schüssel geben, abdecken und eine Weile ruhen lassen.
- Den Teig in zwei Stücke teilen und diese auf etwas Mehl zu runden Fladen ausrollen.
- Die Fladen mit Eigelb bepinseln und die übrig gelassenen Pinienkerne zu einem dekorativen Muster auf den Teig drücken.
- Die Fladen auf ein gefettetes Backblech legen und ca. 20 Minuten bei 180 °C backen.
- Die Küchlein etwas abkühlen lassen, dann aufschneiden und mit etwas Butter und Ahornsirup servieren.

Der Pu-Erh-Tee mit seinem leicht süßlichen Aroma passt sehr gut zu diesen Frühstücks-Ideen – und bringt Verdauung und Stoffwechsel auf Trab!

SUPPEN UND EINTÖPFE

Kürbissuppe

Zutaten für eine Person

Hälfte von einem kleinen, süßen Apfel
200 g Kürbisfleisch
½ EL Olivenöl
1 EL Zwiebel, gehackt
1 Knoblauchzehe
1 TL Curry
2 EL Weißwein
200 ml Gemüsebrühe
1 Prise Salz
1 gestrichener TL Honig
1 EL Sahne
1 Prise Pfeffer
1 TL Pinienkerne

- Den ungeschälten Apfel in Würfel schneiden. Das Kürbisfleisch ebenfalls würfeln.
- Olivenöl in einem Topf erhitzen. Zwiebeln, durchgepressten Knob-

Statt Weißwein können Sie auch weißen Traubensaft zur Zubereitung der Kürbissuppe nehmen.

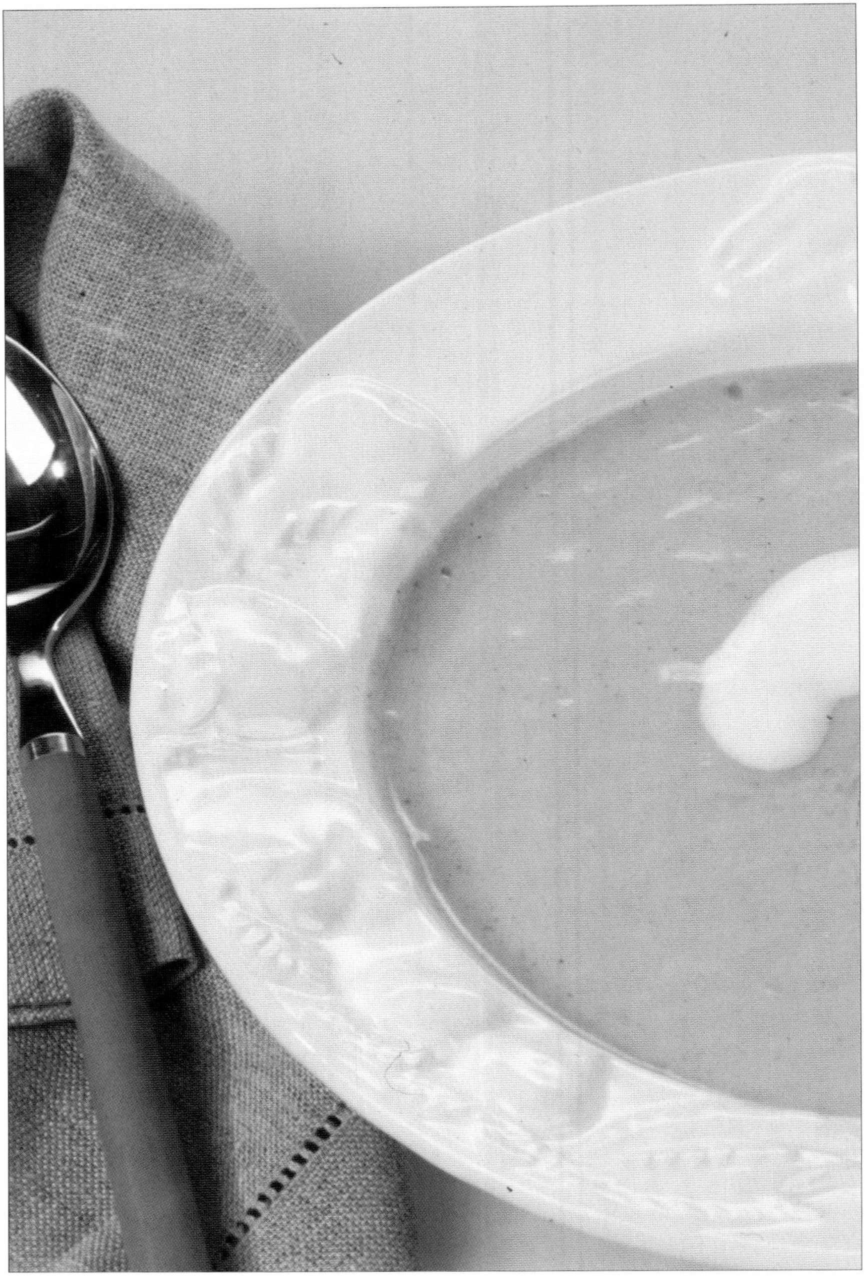

lauch und Kürbiswürfel einige Minuten dünsten.

- Den Curry unter das Gemüse rühren und kurz mitdünsten, danach mit dem Weißwein und der Brühe ablöschen und mit Salz und Honig oder Ahornsirup abschmecken.
- Die Suppe zehn Minuten köcheln lassen, dann die Apfelwürfel und die Sahne hinzugeben und nochmals ca. fünf Minuten kochen. Mit Pfeffer abschmecken.
- Die Pinienkerne ohne Öl in einer Pfanne anrösten, die Suppe mit den Kernen bestreuen und servieren.

Linsensuppe

Zutaten für vier Personen

200 g Linsen
1 Zwiebel
1 Knoblauchzehe
1 EL Butter
2 TL Salz
je 100 g Sellerie, Karotten
2 Tomaten
1 Prise schwarzer Pfeffer aus der Mühle
1–2 EL Rotwein
1–2 EL Zitronensaft
1 EL Weinessig
Honig

- Die Linsen waschen und in genügend Wasser oder Pu-Erh-Tee (die Flüssigkeit sollte ein bis zwei Finger hoch über den Linsen stehen) über Nacht einweichen.
- Zwiebel und Knoblauch fein hacken und in einem Kochtopf in etwas Butter anschwitzen.
- Die Linsen mit dem Einweichwasser sowie noch etwa 800 ml Wasser oder Gemüsebrühe und Salz dazugeben. Die Linsen für zwei bis drei Stunden köcheln lassen.
- Sellerie und Karotten klein würfeln und in die Suppe geben. Tomaten würfeln (vorher blanchieren und enthäuten) und dazu geben.
- Mit schwarzem Pfeffer, Rotwein, Zitronensaft, Weinessig und etwas Honig abschmecken.

Die Zubereitung einer Linsensuppe nur für eine Person erscheint selbst innerhalb eines Diätprogramms wenig sinnvoll. Kochen Sie daher am besten gleich für mehrere Tage vor!

Lauch-Kartoffel-Suppe

Zutaten für eine Person

150 g Kartoffeln (etwa 2 Stück, geschält)
150 g Lauch (etwa eine dünne Stange)
1 EL Butter
400 ml Gemüsebrühe
je 1 Prise Salz, Pfeffer und gemahlene Muskatnuss

- Die Kartoffeln schälen und in kleine Würfel schneiden. Die Lauchstange längs halbieren und in ca. zwei Finger breite Stücke schneiden. Gut waschen!
- Den Lauch in Butter etwas andünsten, bis er zusammenfällt, dann mit der Gemüsebrühe aufgießen und die gewürfelten Kartoffeln hineingeben.
- 15–20 Minuten köcheln lassen und mit Salz, Pfeffer und Muskatnuss abschmecken.

Die Vollwertküche hat Hirse auch in unseren Breiten wieder populär gemacht. Ebenso wie Pu-Erh-Tee gehört sie dem Element Erde an.

Hirsesuppe

Zutaten für eine Person

2–3 EL Hirse
400 ml Gemüsebrühe
1 kleine Lauchstange
1 EL Sahne
1 Prise Muskatnuss
1 EL Schnittlauch, fein geschnitten

- Hirse waschen, mit der Gemüsebrühe aufgießen und ca. 15 Minuten bei geschlossenem Deckel köcheln lassen.
- Inzwischen die Lauchstange putzen und in feine Ringe schneiden. Den geschnittenen Lauch nochmals gut waschen.
- Den Lauch zur Hirse geben und ungefähr 10–15 Minuten kochen lassen.
- Die Suppe kann entweder in dieser Form serviert oder auch mit dem Pürierstab püriert werden.
- Mit etwas Sahne verfeinern, mit der gemahlenen Muskatnuss abschmecken und mit Schnittlauch bestreut servieren.

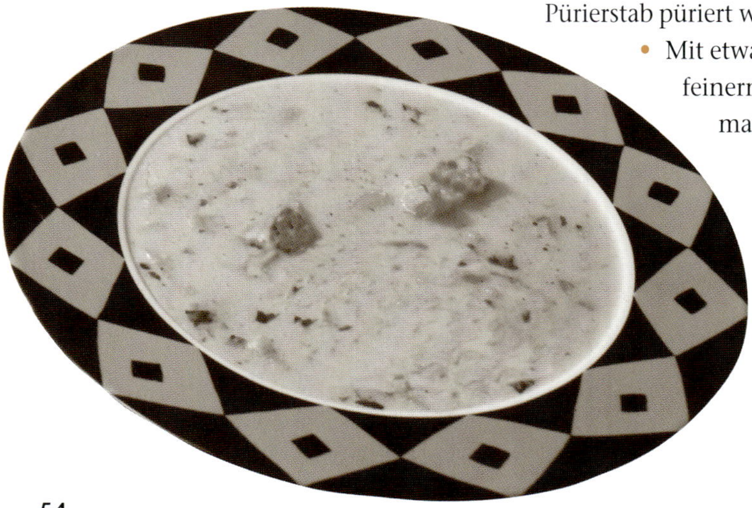

Hirsesuppe

Maronensuppe

Zutaten für eine Person

1 Karotte
1/2 Fenchelknolle
100 g frische grüne Bohnen
1/2 Zwiebel, gehackt
etwas Butter
80 g Maronen, geröstet und geschält
300 ml Wasser oder Gemüsebrühe
je 1 Prise Salz, Pfeffer, Zucker und gemahlene Muskatnuss

- Karotte und Fenchel schälen und klein schneiden.
- Bei den Bohnen die Fäden entfernen, die Bohnen waschen und würfeln.
- Die Zwiebel in der Butter glasig dünsten. Gemüse dazugeben und 10–15 Minuten dünsten.
- Die Maronen mit 300 ml Wasser oder Gemüsebrühe im Mixer pürieren und dazugießen.
- Mit den Gewürzen abschmecken und ca. 20 Minuten leicht köcheln lassen.

Wenn Sie Maronen selbst rösten wollen: Esskastanien an der flachen Seite kreuzweise einschneiden und auf ein Backblech legen. Etwas Öl und Wasser dazugeben, sodass der Boden dünn bedeckt ist. Im vorgeheizten Ofen auf 200 °C 20–25 Minuten rösten.

HAUPTGERICHTE

Gemüsegericht mit Kokosmilch

Zutaten für eine Person

150 g Kohlrabi
200 g Wirsing
1/2 kleine Zwiebel
1 Knoblauchzehe
1 EL Öl
4–6 EL Kokosmilch
1 TL Zitronensaft
1 Prise Salz und Cayennepfeffer
2 EL gehackte Cashewkerne

- Den Kohlrabi schälen und in dünne Stifte schneiden. Den Wirsing putzen, Blätter in Streifen, Strunk ebenfalls in dünne Stifte schneiden. Zwiebel und Knoblauch hacken.
- Das Gemüse, Zwiebel und Knoblauch in einem Topf mit etwas Öl dünsten. Kokosmilch dazugießen und aufkochen. 10–15 Minuten kochen lassen, bis das Gemüse bissfest gegart ist.
- Den Zitronensaft unter das Gemüse mischen.

Kokosmilch gibt es in Dosen abgefüllt in asiatischen Läden. Sie eignet sich hervorragend zur Herstellung von Soßen.

- Mit Salz und Cayennepfeffer abschmecken und mit den gehackten Cashewkernen bestreuen.
- Servieren Sie dieses Gericht mit Reis.

Rotkohl mit getrockneten Pflaumen, in Wein zubereitet

Zutaten für eine Person

2–3 ungeschwefelte Trockenpflaumen, entsteint
2–3 EL Rotwein (trocken)
$^1/_4$ Kopf Rotkohl (ca. 200 g)
$^1/_2$ kleine Zwiebel
1 Knoblauchzehe
1 EL Öl
1 TL Weinessig
1 Prise Salz
1 kleine Prise Cayennepfeffer
1 EL gehackte Petersilie

- Die Pflaumen in dem Rotwein ungefähr eine halbe Stunde lang einweichen.
- Rotkohl reinigen und fein schneiden. Zwiebel und Knoblauch hacken und in einem Topf mit Öl andünsten.
- Pflaumen abgießen, Wein mit gehobeltem Rotkohl, Essig, Salz und Cayennepfeffer in den Topf geben und kurz aufkochen, ca. 15 Minuten köcheln lassen.
- Trockenpflaumen vierteln, unter den Kohl mischen und erhitzen. Petersilie darüber streuen und servieren.
- Reichen Sie dieses Gericht zu warmen Pellkartoffeln.

Lauch-Hirse-Auflauf

Zutaten für eine Person

75 g Lauch
etwas Butter
1 Msp. Curry
50 g Hirse
150 ml Gemüsebrühe
1 Ei
je 1 Prise Salz und geriebene Muskatnuss
1–2 EL Parmesan
2 TL gehackte Walnüsse

- Den Lauch gut waschen und in dünne Ringe schneiden. Nochmals gründlich waschen.
- Butter in einem Topf erhitzen und die Lauchringe bei mittlerer Hitze andünsten, bis sie beginnen zusammenzufallen.
- Mit Curry würzen, die Hirse dazugeben und eine Weile mitdünsten.
- Mit der Gemüsebrühe ablöschen und bei schwacher Hitze ca. 20 Minuten köcheln lassen.
- Das Ei aufschlagen, mit Salz, Muskat und der Hälfte von dem Par-

mesan verquirlen und unter die Lauch-Hirse-Masse mischen (die muss dann aber bereits ausgekühlt sein).

- Eine Auflaufform mit etwas Butter einfetten und die Masse hineinschichten. Die gehackten Nüsse und den restlichen Parmesan darüber streuen.
- Im vorgeheizten Ofen bei 200 °C 15 Minuten überbacken.

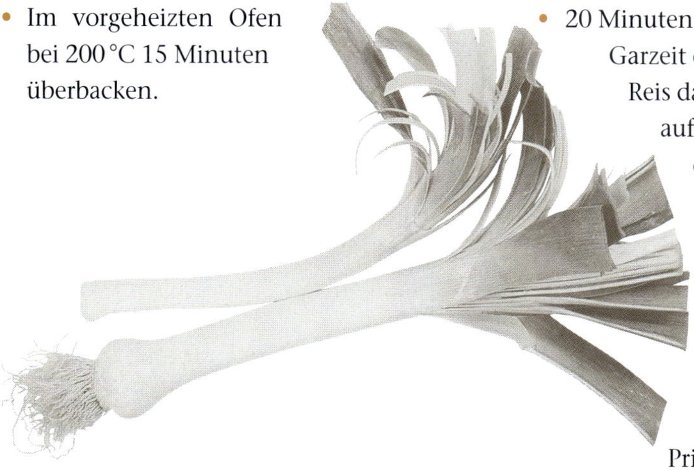

Linsen mit Pu-Erh-Tee

Zutaten für eine Person

2 EL Linsen
½ kleine Zwiebel
1 kleine Knoblauchzehe
½ EL Öl
100 ml Gemüsebrühe
2 EL Reis
1 Prise Pfeffer
1 EL Schnittlauch

- Linsen über Nacht in Pu-Erh-Tee einweichen.
- Zwiebel und Knoblauch hacken und im Öl andünsten, bis die Zwiebeln glasig werden.
- Dann die Linsen mitsamt dem Pu-Erh-Tee sowie die Gemüsebrühe dazugeben.
- Kurz aufkochen und bei niedriger Hitze und geschlossenem Deckel etwa 2 Stunden köcheln lassen.
- 20 Minuten vor Ablauf der Garzeit der Linsen den Reis dazugeben, kurz aufkochen lassen, dann Hitze reduzieren und Reis bei geschlossenem Deckel mitkochen lassen.
- Mit einer Prise Pfeffer abschmecken und mit fein geschnittenem Schnittlauch bestreut servieren.

Der Pu-Erh-Tee mit seinem erdigen Aroma harmonisiert sehr gut mit diesem Gericht – und unterstützt den Schlankmacher-Effekt.

Grünkern mit Erbsen, exotisch gewürzt

Zutaten für eine Person

50 g Grünkern
1 Prise Salz
1 Stück Peperoni
80 g frische Erbsen

$^1/_2$ kleine Zwiebel
1 kleine Knoblauchzehe
60 g Spinat
$^1/_2$ EL Öl
2 EL Kokosmilch
1 gestrichener TL Curry

- Die Grünkernkörner in eine Schüssel mit Pu-Erh-Tee geben und über Nacht einweichen.
- Salzen und mit der Peperoni (vorher die Kerne aus der Schote entfernen) in einem Topf in dem Pu-Erh-Tee aufkochen, evtl. noch etwas Wasser zugeben. Bei geschlossenem Deckel ca. 40 Minuten langsam köcheln lassen.
- Peperoni entfernen, die Erbsen zu dem Gericht geben und nochmals 10 Minuten garen.
- Inzwischen die Zwiebel und den Knoblauch hacken, den Spinat gut reinigen und klein schneiden. In Öl andünsten, bis die Zwiebelwürfel glasig werden.
- Nun den Spinat dazugeben und mitdünsten. Dabei immer wieder einmal umrühren.
- Wenn der Spinat eine schöne grüne Farbe angenommen hat, die Kokosmilch und die Grünkernkörner dazugeben, kurz aufkochen und mit Curry und Salz abschmecken.

Die Gerichte auf dieser Seite zählen aufgrund ihrer Zutaten nach der chinesischen Ernährungslehre zu den „wärmenden" Speisen.

Amaranthbratlinge

Zutaten für eine Person
75 g Amaranth
150 ml Gemüsebrühe
1 Ei
$1^1/_2$ EL Semmelbrösel
1 EL gehackte Cashewkerne
$1^1/_2$ EL Emmentaler (gerieben)
$^1/_2$ TL gemahlener Koriander
je 1 Prise Salz und Pfeffer
1 EL Öl

- Den Amaranth gründlich mit Wasser abspülen. Die Gemüsebrühe zum Kochen bringen, den Amaranth hineingeben und kurz aufkochen lassen. Hitze reduzieren und eine halbe Stunde lang zugedeckt köcheln lassen. Das gekochte Getreide von der Platte nehmen und noch weitere zehn Minuten quellen lassen.
- Das Ei aufschlagen und mit Semmelbröseln, gehackten Cashewkernen, Emmentaler, Koriander, Salz und Pfeffer verquirlen.
- Die Masse gut mit dem gegarten Amaranth vermischen und einige Minuten ruhen lassen.
- Das Öl in einer Pfanne erhitzen, mit der Hand zwei flache Bratlinge formen und von beiden Seiten knusprig braten.
- Reichen Sie dazu einen pikanten Tomaten-Dip (siehe Seite 60).

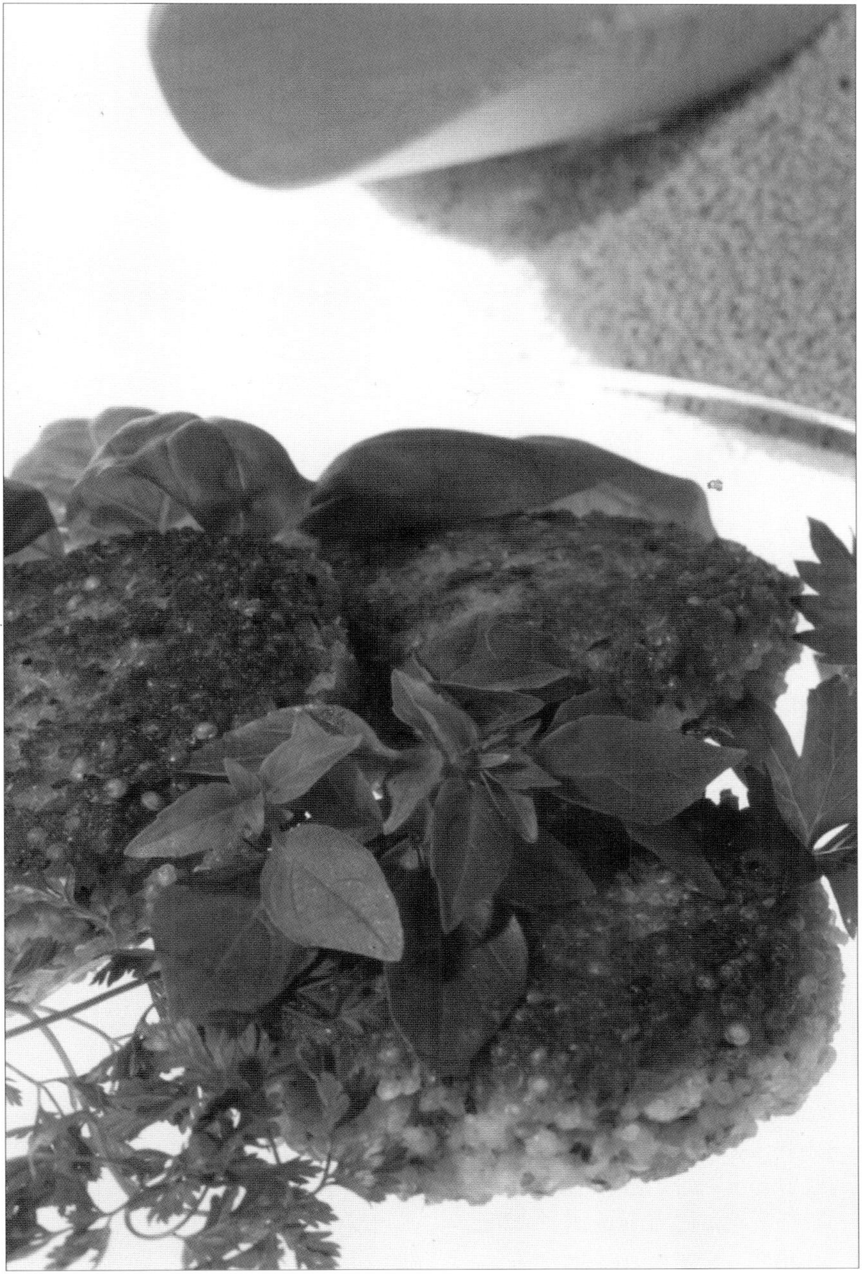

Zu den Amaranthbratlingen serviert man einen würzigen Tomaten-Dip.

Pikanter Tomaten-Dip

Zutaten

1–2 Peperonischoten (oder eine milde grüne Chilisorte)
3 frische Basilikumblätter
6–8 Tomaten
2 Zwiebeln
etwas Olivenöl
2 Knoblauchzehen
1 Msp. Kreuzkümmel (Kumin)
Saft von $^1/_2$ Zitrone
2 Spritzer Tabascosoße
1 TL Honig

Lagern Sie den Dip in einem gut verschließbaren Behälter an einem kühlen und dunklen Ort – am besten im Kühlschrank.

- Von den Peperoni die Stiele, Samen und Scheidewände entfernen und klein schneiden. Die Basilikumblätter ebenfalls zerkleinern. Die Tomaten kreuzweise einschneiden, mit heißem Wasser überbrühen und die Haut abziehen. Ebenfalls würfeln.
- Zwiebeln würfeln und in einem Topf oder einer hohen Pfanne im Öl glasig dünsten, die Peperonistücke, den Basilikum und die Tomaten hinzufügen. Kurz aufkochen, dann Hitze reduzieren und ca. 15 Minuten köcheln lassen. Gelegentlich umrühren.
- Nun Pfanne bzw. Topf von der Kochplatte nehmen, Knoblauch durchpressen und hineinrühren. Kreuzkümmel, Zitronensaft, Tabasco und Honig hinzufügen.

Lauchpfanne

Zutaten für eine Person

1 Stange (ca. 200 g) Lauch
$^1/_2$ EL Sesamöl
$^1/_2$ TL Ingwer, gemahlen
1 kleine rote Chilischote
1 kleine Knoblauchzehe
1 Prise Salz
nach Belieben Sojasoße

- Die Lauchstange gut waschen, längs halbieren und in ca. zwei Finger breite Stücke schneiden. Nochmals waschen!
- Das Sesamöl in einer hohen Pfanne erhitzen und den Ingwer, die Chilischote (getrocknete Chilis müssen vorher eine halbe Stunde in Wasser eingeweicht werden) und den zerkleinerten Knoblauch kurz mitbraten, dann den Lauch dazugeben und 10–15 Minuten dünsten.
- Mit einer Prise Salz abschmecken und mit etwas heller Sojasoße oder Sherry angießen. Mit einer Portion Reis ergibt das eine vollwertige Hauptspeise!

Maronen-Rosenkohl-Pfanne

Zutaten für eine Person

200 g Rosenkohl
1/2 TL Salz
200 g Maronen (Esskastanien)
1 EL Butter
1/2 EL Honig
4–6 EL Gemüsebrühe
1 Prise Salz
1 Prise geriebene Muskatnuss

- Rosenkohl reinigen: schlechte Blätter entfernen, die Strünke etwas abschneiden und die Röschen mit Wasser waschen.
- Rosenkohl in Salzwasser bei geschlossenem Deckel ca. 20 Minuten kochen lassen.
- Die Schale der Kastanien auf der flachen Seite kreuzweise einschneiden, in kochendes Wasser geben und ca. 20 Minuten kochen, dann abgießen.
- Die Schale der Kastanien entfernen und die Haut, die das Fruchtfleisch umgibt, abziehen.
- Die Butter in einer Pfanne mit hohem Rand schmelzen lassen und anschließend mit dem Honig verrühren.
- Kastanien in die Pfanne geben. Dabei immer wieder umrühren.
- Die Gemüsebrühe erhitzen und zu den Kastanien gießen. Kurz aufkochen und bei geschlossenem Deckel ca. 10 Minuten dünsten.
- Dann den Rosenkohl dazugeben und kurz erwärmen.
- Mit Salz und Muskat abschmecken.

Kandierte Bataten

Zutaten für eine Person

1 EL Butter
3 EL Ahornsirup
1 Msp. Zimt
1 Prise Salz
1 mittelgroße Süßkartoffel
1 EL gehackte Walnüsse

- Butter in einem angewärmten Topf zerlassen, Ahornsirup, Zimt und Salz hineinrühren und kurz aufkochen lassen. Umrühren, damit nichts anbrennt!
- Die Süßkartoffel in knapp fingerdicke Scheiben schneiden. Eine Auflaufform mit etwas Butter einfetten und die Kartoffelscheiben hineinschichten.
- Den Sirup über die Süßkartoffeln gießen und im auf 180 °C vorgeheizten Backofen eine halbe Stunde lang überbacken.
- Gehackte Nüsse darüber streuen und servieren.

Kandierte Bataten eignen sich als Frühstück ebenso wie als süßes Mittagsmahl. Bataten heißen auch Süßkartoffeln. Beim Einkauf sollte man darauf achten, dass sie fest und ohne schadhafte Stellen sind.

Adressen zum Bezug von Pu-Erh-Tee und Pu-Erh-Tee-Produkten

Armitron Handels GmbH & Co. KG
Hauptstr. 23
82327 Tutzing
Tel.: 0 81 58/60 14
Fax: 0 81 58/62 37
(Pu-Erh-Tee; hier ist auch der „Tee der Kaiser“ zu erwerben; außerdem: Bing-Ling-Tee, Tienchi-Danshen-Tee, Drei-Blumen-Trank, Ling-Zhi-Tee, Acht-Schätze-Tee)

Bergland-Pharma Naturheilmittel
Postfach 11 32
87681 Memmingen
Tel.: 0 83 35/98 21 01
Fax: 0 83 35/98 21 49
(Pu-Erh-Tee und -Kapseln)

Chinesische Heilkräuter
Hernerstr. 299, Haus 6
44809 Bochum
Tel.: 02 34/9 53 67 55 und 9 53 66 30
Fax: 02 34/53 85 07
(Pu-Erh-Tee, Tienchi-Danshen-Tee, Acht-Schätze-Tee, Ling-Zhi-Tee, Tee mit Zimtbaumzweigen gegen Grippe, Tee gegen Halsschmerzen, Abnehmtee, Tee gegen Regelschmerzen, Tee zur Stärkung der Manneskraft, Tee gegen klimakterische Beschwerden, Tee gegen Magenschmerzen, Tee bei Gallebeschwerden, Tee bei nervösen Funktionsstörungen, Tee bei Verstopfung und Blähungen)

Marion's Tee-, Gewürz- und Kräuter-Haus, Inh. Gerhard Murach
Kipdorf 52
42103 Wuppertal
Tel.: 02 02/44 54 16
Fax: 02 02/45 63 29
(Pu-Erh-Tee)

Naturversand Dolak
Bienwaldstr. 23
76187 Karlsruhe
Tel.: 07 21/9 71 26 60
Fax: 07 21/9 71 26 62
(Pu-Erh-Tee und -Kapseln)

Pu-Erh-Tee Deutschland
c/o Thomas Olmesdahl
Arnulfstr. 97
80634 München
Tel. und Fax: 089/34019000
Bestellung auch übers Internet:
http://www.pu-erh-tee.de
E-Mail: info@pu-erh-tee.de
(Pu-Erh-Tee und -Kapseln und andere chinesische Gesundheitsprodukte)

Schwedt & Gesing
Intertee Handelsgesellschaft mbH
Postfach 3445
22827 Norderstedt (Hamburg)
Tel.: 040/53424-0
Fax: 040/53424-240
E-Mail: info@intertee.de
(Pu-Erh-Tee)

Spinnrad GmbH
Am Bugapark 3
45899 Gelsenkirchen
Tel.: 0209/170000-0
Fax: 0209/1700040
(Pu-Erh-Tee und -Kapseln)

Tea-House
Sendlinger Str. 62
80331 München
Tel.: 089/268472
Fax: 089/2606376
Internet: http://www.TeaHouse.de
(Pu-Erh-Tee)

Tee-Maass, Theodor Maass GmbH
Siemensstr. 51
25462 Rellingen
Tel.: 04101/3905-0
Fax: 04101/3905-39
(Pu-Erh-Tee)

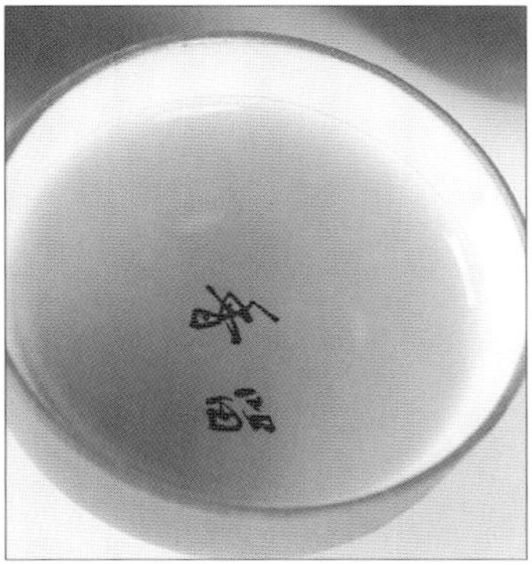

Register

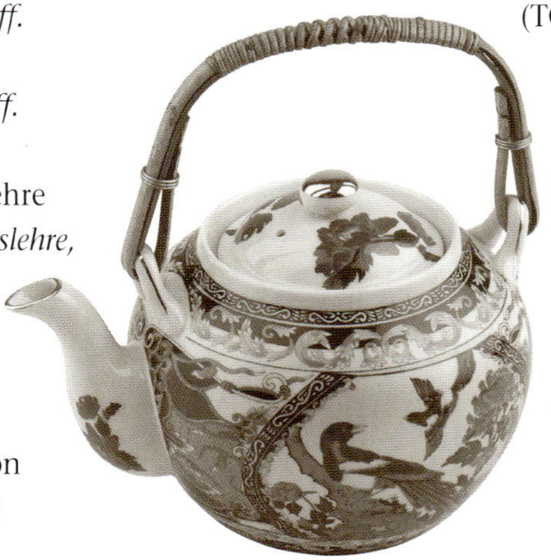